Grigori Grabovo

KONZENTRATION AUF ZAHLEN FÜR DIE WIEDERHERSTELLUNG DES ORGANISMUS DER LANDWIRTSCHAFTLICHEN TIERE UND DES GEFLÜGELS

Das Werk «Konzentration auf Zahlen für die Wiederherstellung des Organismus der landwirtschaftlichen Tiere und des Geflügels» wurde erstellt von Grabovoi Grigori Petrowitsch im Jahr 2003 in russischer Sprache. Ergänzt von Grabovoi G.P.

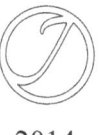

2014

Jelezky Publishing, Hamburg
www.jelezky-publishing.com

1. Auflage

Deutsche Erstausgabe, Dezember 2014

© 2014 der deutschsprachigen Ausgabe

SVET UG, Hamburg (Herausgeber)

Auflage: 2014-1, 01.12.2014

Weitere Informationen zu den Inhalten:

„SVET Zentrum", Hamburg

www.svet-centre.com

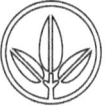

© SVET UG (haftungsbeschränkt), 2014

Die Verwertung der Texte und Bilder, auch auszugsweise, ist ohne Zustimmung des Verlags urheberrechtswidrig und strafbar. Dies gilt auch für Vervielfältigungen, Übersetzungen, Mikroverfilmung und für die Verarbeitung mit elektronischen Systemen.

ISBN: 978-3-945549-07-0   © Г. П. Грабовой, 2003

Haftungsauschluß

Die hier zuvor gegebenen Informationen dienen der Information über Methoden zur Selbsthilfe, die auch für andere Menschen anwendbar sind. Die Methoden haben sich seit vielen Jahren bewährt, doch eine Erfolgsgarantie kann nicht übernommen werden. Die vorgestellten Methoden von Grigori Grabovoi sind mentale Methoden der Ereignissteuerung. Sie basieren auf der individuellen geistigen Entwicklung.

Jeder, der diese Methoden für sich oder andere anwendet oder auch weitergibt, handelt in eigener Verantwortung.

Die Nutzung des hier vorgestellten Inhaltes ersetzt nicht den Arztbesuch und das ärztliche Tun in Form von Diagnose, Therapie und Verschreibungen. Auch die Absetzung verschriebener Medikamente darf aus dem Inhalt dieser Schrift nicht abgeleitet werden.

Wir möchten ausdrücklich darauf hinweisen, daß diese Steuerungen keine „Behandlung" im konventionellen Sinne darstellen und daher die Behandlung durch Ärzte nicht einschränken oder ersetzen sollen.

Im Zweifelsfall folgen Sie also den Anweisungen Ihres behandelnden Arztes, oder eines sonstigen Mediziners, oder Apothekers Ihres Vertrauens!
(Und erzielen dementsprechend die konventionellen Ergebnisse.)
Jclczky Publishing UG

Inhaltsverzeichnis

1. Einleitung..6

2. Die Anatomie der landwirtschaftlichen Tiere und des Geflügels........14

2.1. Besonderheiten der Anatomie von Kaninchen...................14

2.2. Besonderheiten der Anatomie des großen Hornviehs..............28

2.3. Besonderheiten der Anatomie des Pferdes..............................50

2.4. Besonderheiten der Anatomie des kleinen Hornviehs..............71

2.5. Besonderheiten der Anatomie der Schweine..........................88

2.6. Besonderheiten der Anatomie des Geflügels..........................111

2.6.1. Anatomie des Huhns...112

2.6.2. Anatomie der Gans...115

3. Krankheiten der landwirtschaftlichen Tiere und des Geflügels........123

Infektionskrankheiten..123

Krankheiten, die typisch für mehrere Tierarten sind..........................125

Krankheiten der Wiederkäuer..131

Krankheiten der Schweine..137

Krankheiten der Pferde...140

Invasionskrankheiten..143

Innere, nicht ansteckende Krankheiten der landwirtschaftlichen Tiere
und des Geflügels...159

Krankheiten der Jungtiere...185

Chirurgische Krankheiten der landwirtschaftlichen Tiere....................188

Geburtshilflich-gynäkologische Erkrankungen
der landwirtschaftlichen Tiere...195

Sexuelle Funktionsstörungen und Krankheiten
der Geschlechtsorgane der Männchen..202

1. EINLEITUNG

Die Technologie des ewigen Lebens und der ewigen Entwicklung, welche die landwirtschaftlichen Tiere und des Geflügels betrifft, realisiert sich in erster Linie dadurch, dass im Prozess der ewigen Entwicklung die Erreichung des ewigen Lebens der landwirtschaftlichen Tiere und des Geflügels gewährleistet sein wird. Schon in der jetzigen Zeit des 21. Jahrhunderts muss man Konzentrationen erzeugen und kollektives Bewusstsein formen in der angegebenen Richtung.

Als erstes muss man wahrnehmen, dass die innere geistige und biologische Struktur der Menschen auf die Zerstörung des Organismus der Tiere reagiert. Auf Zellebene wird jede Zerstörung in der Welt der Tiere und des Geflügels ziemlich genau wahrgenommen. Daher werden die Konzentrationen auf Zahlen für die Wiederherstellung des Organismus der landwirtschaftlichen Tiere und des Geflügels durch die Stärkung der zellulären und molekularen Ebene des Menschen erzeugt. Da auf der Ebene der Steuerung von Ereignissen jede beliebige Information mit jeder anderen verbunden sein kann, um die Komponente der Zerstörung aus dem kollektiven Bewusstsein zu entfernen, die durch massive Zerstörung des Organismus der Tiere entsteht, muss man nach dem Algorithmus der Lösung der schwersten Probleme handeln. Im Falle der modernen Zivilisation muss dieser Algorithmus immer in Richtung der Gewährleistung des ewigen Lebens der Menschen und allen Lebenden arbeiten, selbst vor dem Hintergrund der systematischen Vernichtung der Tiere zum Zwecke der Ernährung. Man muss Nischen in den Korridoren der Informationen suchen, in denen keine Information zur Zerstörung des Organismus definiert ist.

Aus der Geschichte des Stierkampfes gibt es Informationen, dass die ursprüngliche Zerstörung der Stiere ritueller Natur war. Nach Einführung in das kollektive Bewusstsein des Stierkampfes wird der nach dem Kampf am Leben gebliebene Stier für die Zucht eingesetzt und nie wieder in die Arena gelassen. Im kollektiven Bewusstsein gibt es ein Gesetz, nach dem die Bereitstellung einer realen Chance des Überlebens des Tieres oder des Vogels signifikant das Leben aller Menschen um Jahrzehnte verlängert. Auf der Grundlage dieses Gesetzes war der Schutz vor der Zerstörung der Kühe im Hinduismus nicht nur Teil des kollektiven Bewusstseins der Verlängerung des menschlichen Lebens um viele Jahrzehnte, sondern in manchen Fällen hat es nach den Gesetzen der verborgenen Welt das Überleben der Zivilisation als Ganzes gewährleistet.

Als Kind habe ich einen ungewöhnlich schönen Vogel mit einem gebrochenen Flügel gefunden. Nachdem ich ihn geheilt und er weg geflogen war, hat sich das im Ganzen positiv ausgewirkt, es verbesserte sich eine Reihe von Ereignissen. Wobei diese Linie der Richtung der Ereignisse in die positive Richtung auf der ein oder anderen Ebene auch jetzt noch sichtbar ist. Wenn wir jemandem helfen, der umso weniger geschützt ist und umso mehr Hilfe benötigt, umso positiver werden sich die Ereignisse in unsere Richtung entwickeln. Die Welt ist so gebaut, dass beim Bereitstellen des Lebens für jeden beliebigen lebenden Organismus, wir im Bezug auf uns selbst eine Reaktion der Umwelt formieren, bei welcher die gesamte Außenwelt uns dieselbe Möglichkeit einräumt. Der Schöpfer hat die Welt als ewig geschaffen, und bei einer solchen Einstellung zum Lebenden wird der logische Plan des Schöpfers nicht unterbrochen.

© Г. П. Грабовой, 2003

Auf diese Weise verstärken Sie in erster Linie durch Konzentrationen auf Zahlen für die Wiederherstellung des Organismus der landwirtschaftlichen Tiere und des Geflügels Ihre Molekularstruktur – machen sie unzerstörbar, ewig und gleichzeitig formieren Sie Ereignisse, die in der Zukunft ewiges Leben für die Tiere und erst recht für die Menschen gewährleisten.

Bei der Verstärkung der Übermittlung der Informationen an die Tiere, wenn sie auf der Grundlage ihrer geistigen Substanz ihren alten Körper vollständig wiederherstellen können, kann man sich an der allgemeinen Aufgabe des ewigen Lebens aller lebenden Wesen orientieren. Durch die Erhöhung der Intelligenzebene der Tiere und Vögel verringert sich die Zerstörung der Tiere und Vögel. Deshalb, bei der Konzentration auf Zahlen, welche die Tiere und Vögel wiederherstellen, muss gleichzeitig die Erhöhung der Intelligenzebene der Tiere und Vögel geschehen, welche es ihnen erlaubt, in der menschlichen Gesellschaft zu leben ohne ihre Zerstörung, unter anderem zur Ernährung des Menschen. Die moderne Wissenschaft ermöglicht es, Nahrung zu synthetisieren, d.h. es gibt keine Notwendigkeit Tiere und Vögel zu zerstören. Bei der Arbeit mit den Zahlenreihen, die in dem Buch gegeben sind, muss man diesen Gedanken in das kollektive Bewusstsein einpflanzen und diesen weiterentwickeln bis zur Erschaffung konkreter Technologien zum Schutz der Tiere und Vögel vor deren Zerstörung.

Durch die Zahlenreihen kann man auch den Kontakt zu den Tieren weiterentwickeln, durch Anwendung geistiger Aktionen und Übertragung der eigenen Gedanken. Durch Anwendung der Zahlenreihe **891497 894981** kann man dem Haustier und dem Vogel bis zu 10 Wörter senden in Form von Gedanken. Diese 10 Wörter kann man im Vorfeld aufschreiben und sich vorstellen, dass der Satz, der 10

Wörter enthält, sich durch den Raum zwischen der Zahl 7 und 8 der beschriebenen Zahlenreihe bewegt. Dann geht dieser Satz durch jeden beliebigen Teil des Tieres oder Vogels, gern zuerst durch den Kopf, geht in den Zustand des Lichts über und wird durch das Tier oder den Vogel absorbiert. Man kann mit sehr einfachen und deutlichen Sätzen beginnen, damit die Tiere oder Vögel schneller auf Ihre Worte reagieren.

Nach einiger Zeit, wenn die Tiere oder Vögel schon aktiv auf Ihren Kontakt zu ihnen mit Hilfe der beschriebenen Methode reagieren, kann man zu längeren Sätzen übergehen bei dem gedanklichen Kontakt mit den Tieren oder Vögeln. Versuchen Sie, gedanklich mit den Tieren oder Vögeln nach dem Wesen dessen zu kommunizieren, was um Sie herum geschieht, anstatt ihnen einfach nur Befehle zu geben für die Ausübung einfacher physischer Aktionen. Ein intellektuelles Tier oder Vogel kann Ihnen auf Ebene der gedanklichen Kommunikation von den Ereignissen berichten, die Zukunft eingeschlossen, die in der Praxis bestätigt werden, aber dabei nicht unbedingt gleich alle Ihre Befehle ausführen, da mehr Intellekt zu mehr Handlungsfreiheit führt. Bei einer solchen Kommunikation durch Gedankenübertragung fühlen sich die Tiere oder Vögel als gleichwertige Gesprächspartner, die Ihnen helfen oder Sie nach Hilfe fragen. Aufgrund der schwierigen Situation der Tiere und Vögel und der Abhängigkeit von den Handlungen des Menschen, kann die Kommunikation durch Gedanken sehr schwerwiegend und hart für die Tiere sein. Es wird empfohlen in Momenten dieser Kommunikation die Tiere und Vögel geistig zu unterstützen.

Manche Tiere können die Initiative ergreifen bei der Kommunikation mit Ihnen. Während des Studiums an der Universität, als ich nach Hause fuhr, kam jedes Mal die Gans gleich zu mir und hat ihren Kopf an mein Bein gedrückt. So ging das von Jahr zu Jahr, und jedes Mal war die Freude seitens der Gans bezüglich meines Besuches zu spüren, welche sich mit der Zeit veränderte in das innere Bitten ihm unendliches Leben zu gewährleisten. Und so entstand die Aufgabe der Gewährleistung des kontinuierlichen Lebens für alle landwirtschaftlichen Tiere und des Geflügels, welche durch die Befolgung der Ideologie und Praxis der Gewährleistung des ewigen Lebens gelöst wird für alle, die lebend erschaffen wurden.

Man muss bedenken, dass diese Aufgabe, ausgehend vom Gesetz der Kontinuität der ewigen Entwicklung, vom Anfang ihrer Entstehung auch die Umsetzung der Auferstehung aller jemals existierenden landwirtschaftlichen Tiere und des Geflügels betrifft, sowie auch aller anderen Lebewesen.

Der Außenraum besteht zum Großteil aus anorganischer Materie und für die Realisation der Methode der ewigen Entwicklung des Lebens im gesamten Raum braucht man große Mengen an lebenden Organismen, dessen Startebene erreicht wird durch eine allgemeine Auferstehung von allem Lebenden. Dann folgt die Zeit des ewigen Lebens aller Lebenden, dadurch gekennzeichnet, dass man jede Farbe durch Denken in eine goldene oder silberne Farbe verwandeln kann, und durch gedankliche Vereinigung der Bereiche der verschiedenen Farben kann man jede beliebige, dem ewigen Leben nicht entgegenwirkende physische Materie erschaffen. Die Wellen dieser zukünftigen Zeit werden gut wahrgenommen von Tieren und Vögeln. Ihre Gedanken haben viele goldene Elemente, da die Verhaltensstruktur der Tiere und Vögel mehr auf die Wahrnehmung zukünftiger Ereignisse orientiert ist, aufgrund von einem erweiterten Instinkt. In der beschriebenen Zukunft sind die Prozesse der zukünftigen Zeit fest vereinigt auf der Ebene der Information mit den

Prozessen der vergangenen und laufenden Zeit wegen der Notwendigkeit alles Zukünftige zu bedenken bei der Erschaffung irgendeines physischen Gegenstandes oder Gedankens. Deshalb können Tiere und Vögel, sowie andere Lebewesen, die eine solche zukünftige Zeit wahrnehmen,
Information in der laufenden Zeit erhalten über mögliche Probleme, Erdbeben, Katastrophen in der Zukunft. Bei manchen Vertretern der Tierwelt spiegelt sich das wider in dem Verhalten auf der physischen Ebene, z.B. vor einem Erdbeben. Viele Fälle sind bekannt, in denen die Tiere und Vögel durch ihr Verhalten es den Menschen ermöglicht haben, ein Problem zu lösen oder sich vor einer Katastrophe zu retten oder vor den Folgen eines Erdbebens. Man kann den Gedankenfaden in Richtung der goldenen Farbe des Denkens des Tieres oder Vogels lenken, dann kann man durch ein gespiegeltes Signal sein Denken in der statischen Phase begutachten, bei dessen Anwendung man genauer auf eine Situation reagieren kann, die eine schnelle Reaktion erfordert. In der statischen Phase des Denkens denken Sie genauso weiter wie immer, aber es gibt keine Veränderung der Gedankenform im Gedankenraum. Dieser Ansatz ermöglicht es, seine Gedanken in Ruhe zu studieren, ihre innere Struktur zu beobachten und gleich die Entwicklung der zukünftigen Ereignisse mit dem Geist wahrzunehmen, welche mit diesem Gedanken verbunden sind. Dies ist eine mögliche Methode, die es ermöglicht, sich genauer in der Information der Welt zu orientieren. Die Kenntnis der statischen Phase des Denkens hat eine Bedeutung für das Entgegenwirken des Alterns. Bei der Begutachtung der Fundstelle des Lichts der Gedanken in der statischen Phase sieht man, dass z.B. bei Galapagos-Schildkröten, welche über 200 Jahre lang leben, dieses Licht sich in der Nähe des Kopfes befindet.

Wenn Sie mit Willenskraft mittels geistigem Einfluss die statische Phase des Denkens über den Kopf bringen, stoppen Sie auf diese Weise die Alterung. Unter den lebenden Organismen gibt es eine Menge Technologien, die das ewige Leben unterstützen. Der Antarktis-Schwamm, welcher in den arktischen Gewässern in 200m Tiefe lebt, lebt bis zu 15.000 Jahre aufgrund von Verlangsamung des Stoffwechselprozesses. Der Mensch kann die Verringerung der Gedankendynamik erzeugen im Gedankenraum, durch Festhalten der statischen Phase der Gedanken durch Willenskraft, welche auf den ganzen Organismus ausgebreitet ist. Auf Steuerungsebene des kollektiven Bewusstseins ist dieser Prozess ähnlich dem der Verringerung des Stoffwechselprozesses. Das Denken des Menschen bleibt dabei gleich, da die statische Phase des Gedankens ein Teilbereich des Denkens ist, dessen Lage eindeutig oder nicht eindeutig vom Menschen bestimmt wird. Bei der richtigen Aufrechterhaltung der statischen Phase des Gedankens auf seinem Organismus kann der Mensch uneingeschränkt in der Dauer leben. Hydroide Quallen altern nicht, d.h. sterben nicht aufgrund von natürlichen Ursachen. Das Licht, das sich auf das menschliche Denken bezieht, ist bei den hydroiden Quallen in einem streng definierten Abstand außerhalb ihres physischen Körpers. Wenn man auf diese Weise handelt, kann man durch geistige Willenskraft und Kontrolle von der Seite der Seele das Licht, das der dynamischen Phase des Denkens entspricht, auf einer fixierten Entfernung vom Körper weg halten. Auf diese Wiese kann man eine von vielen Methoden des ewigen Lebens realisieren, welche man beobachten und erlernen kann im Kontakt mit der Natur. Die Flexibilität des menschlichen Denkens erlaubt es Methoden des ewigen Lebens praktisch aus jeder Umgebung zu erfahren, darunter auch aus der Materie des Gedankens selbst, was den Gedanken des Menschen zur Quelle des ewigen Lebens werden lässt. In der Welt gibt es ein Gesetz zur Konsolidierung von allem Lebenden, welches es jedem lebenden Organismus ermöglicht, jedem anderen lebenden Organismus zu helfen bei der Erreichung des ewigen Lebens. Dies ermöglicht es das Gesetz der ursprünglichen Ewigkeit des Lebens zu ermitteln, welches entweder bei denen erhalten bleibt, die zu ihrer Zeit das Gesetz erkennen und verinnerlichen, oder nicht sofort, aber trotzdem verinnerlicht wird von denen, die aufgehört hatten zu existieren.

Bei der Durchführung der Konzentrationen auf Zahlen zur Wiederherstellung des Organismus der Tiere und des Geflügels achten Sie bitte darauf, dass Sie eine ernsthafte Gesundung Ihres Körpers als Antwort zu erwarten haben. Dabei können Sie durch die Konzentrationen auf die Zahlen das Wissen über die Regenerierung des Körpers der Tiere und Vögel schnell und umfangreich erhalten. Ein intensiver Erwerb des Wissens ist immer hilfreich bei Ihrer Umsetzung des ewigen Lebens für sich und andere.

2. ANATOMIE DER LANDWIRTSCHAFTLICHEN TIERE UND DES GEFLÜGELS

2.1. Besonderheiten der Anatomie von Kaninchen.

Zierkaninchen – **759641789064**
Ordnung: Doppelzähner – **378648919042**
Familie: Hasenartige – **598641789071**

Besonderheiten der Anatomie von Kaninchen

Abb. 1 Stati des Kaninchens

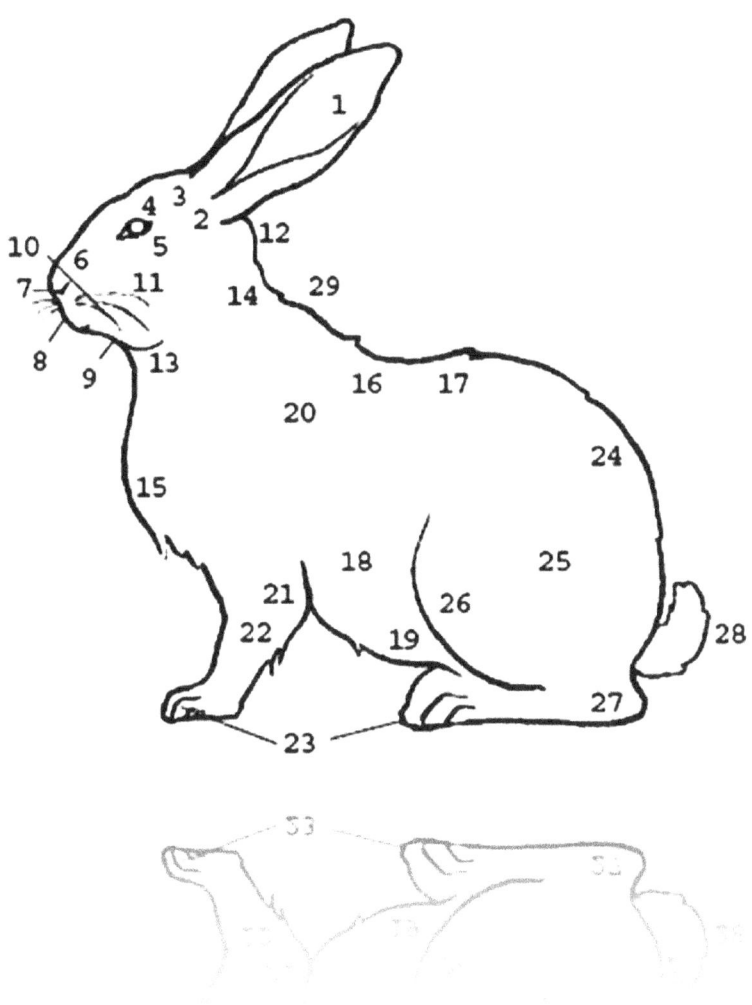

1 – Ohrmuschel – **518714218612**
2 – Ohrwurzel – **318481317548**

3 – Wirbel – **849641219714**
4 – Stirn – **516421218641**
5 – Auge – **684731284517**
6 – Nase – **398451298647**
7 – Naseneingang – **531498741891**
8 – Oberlippe – **514312614818**
9 – Unterlippe – **538641219714**
10 – Schnurrhaare (Tasthaare) – **531541897581**
11 – Backe – **318491218649**
12 – Hinterhaupt – **319451269784**
13 – Kehle – **317549819641**
14 – Hals – **518314598741**
15 – Wampe, Quabbe – **314548316714**
16 – Rücken – **589318594891**
17 – Lende (Kreuz) – **589614218701**
18 – Brustkorb – **318581219649**
19 – Bauch – **318571298649**
20 – Seite – **385648397841**
21 – Elle – **831591298647**
22 – Vorderglieder – **314531298648**
23 – Pfote mit Zehen und Klauen – **534581634748**
24 – Kruppe – **538641298751**
25 – Oberschenkel – **364851298717**
26 – Knie – **361891291647**
27 – Sprunggelenk – **531681297318**
28 – Schwanz – **549291298794**
29 – Nacken – **315894615791**

Stütz-und Bewegungsapparat – 316841294561
Abb. 2 Skelett eines Kaninchens - 521648317548

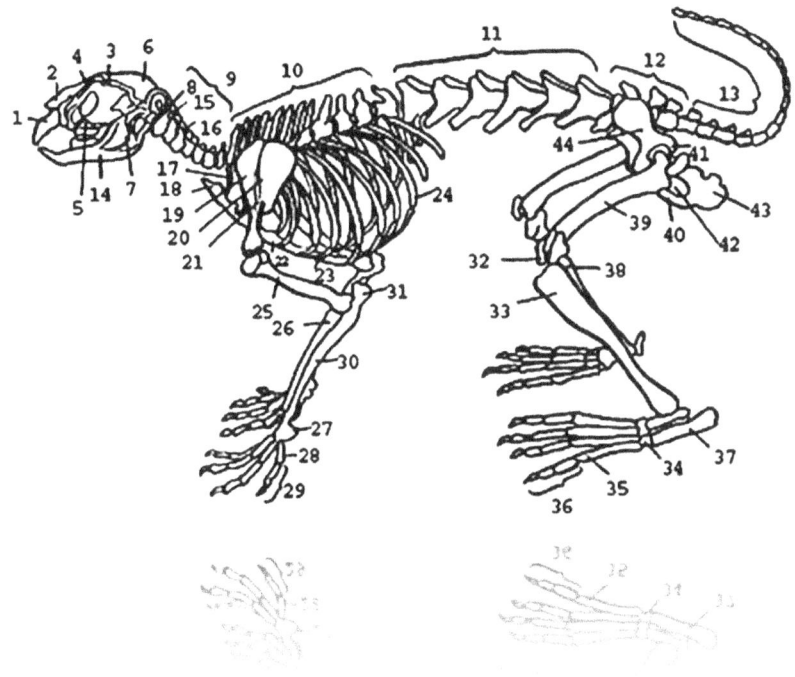

1 – Prämaxillaria – **894541294671**
2 – Nasenbein – **589681298741**
3 – Tränenbein – **542648398741**
4 – Supraorbitalschößling – **531891298641**
5 – Supraorbitalschößling – **381649281541**
6 – Scheitelbein – **317841294851**
7 – Gelenkfortsatz des Unterkiefers – **534681248318**
8 – oberes Hinterhauptbein – **834391644817**
9 – Halswirbel – **317581218491**
10 – Brustwirbel – **317845648931**

11 – Lendenwirbel – **531895694371**

12 – Kreuzwirbel – **315821215641**

13 – Schwanzwirbel – **361491218581**

14 – Unterkiefer – **531290648547**

15 – Atlas – **823104297584**

16 – Axis – **518361298741**

17 – erste Rippe – **894591694781**

18 – Brustbeinhandgriff – **314593694781**

19 – Schulterblatt – **314851694758**

20 – Schulterblattspina – **364801298064**

21 – Schulterdach – **538641016498**

22 – Brustbein – **341851368781**

23 – Schwertfortsatz – **016851064198**

24 – Rippe – **548561798931**

25 – Oberarm – **834681294561**

26 – Speichenbein – **389741298781**

27 – Vorderfußwurzel – **341648241891**

28 – Mittelfußknochen – **893681394718**

29 – Phalange – **458641298714**

30 – Ellbein – **145361296841**

31 – Hakenfortsatz – **589648398741**

32 – Kniescheibe – **364061298549**

33 – Schienbein – **217581218649**

34 – Hintermittelfuß – **385681298741**

35 – Fußwurzelknochen – **845649316871**

36 – Hauptphalange – **389681298647**

37 – Fersenbein – **831584291647**

38 – Wadenbein – **389601289491**

39 – Oberschenkel – **168301269841**

40 – Schambein – **821694298791**
41 – Hüftgelenkspfanne – **368541298749**
42 – verstopftes Loch – **368561061294**
43 – Sitzbein – **894561294718**
44 – Darmbein – **835648298791**

Hautmantel – 217314218647

Abb. 3 Struktur des Hautmantels und des Haares des Kaninchens

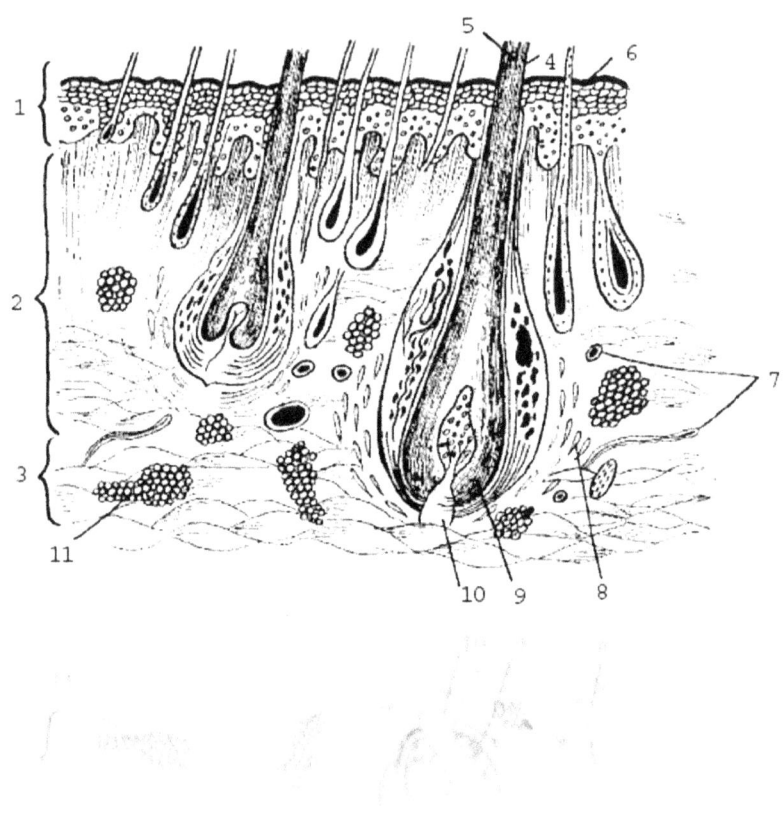

1 – Oberhaut – **318542648317**
2 – Lederhaut – **318514019641**
3 – Unterhautzellstoff – **316541217581**
4 – Rindenschicht des Haares – **538648798641**
5 – Herzstück – **364891548791**
6 – Haarschaft – **534893384891**

7 – Muskel der Haarglättung – **589647248491**
8 und 9 – äußere und innere Haarscheide – **539641098781**
10 – Haarpapille – **364851728491**
11 – Zwiebel – **316894519841**

Nervensystem – 539641219648
Sinnesorgane – 378749278941
Inkretdrüsen – 384581219749
Verdauungssystem – 548210149581
Atmungssystem – 684391219718
System der Harnorgane – 849547219641
Herzkreislaufsystem – 019584219648
Blutkreislauf – 589781219641
Lymphsystem – 016498519897

Abb. 4. Innere Organe des Kaninchenweibchens – **518641298748**

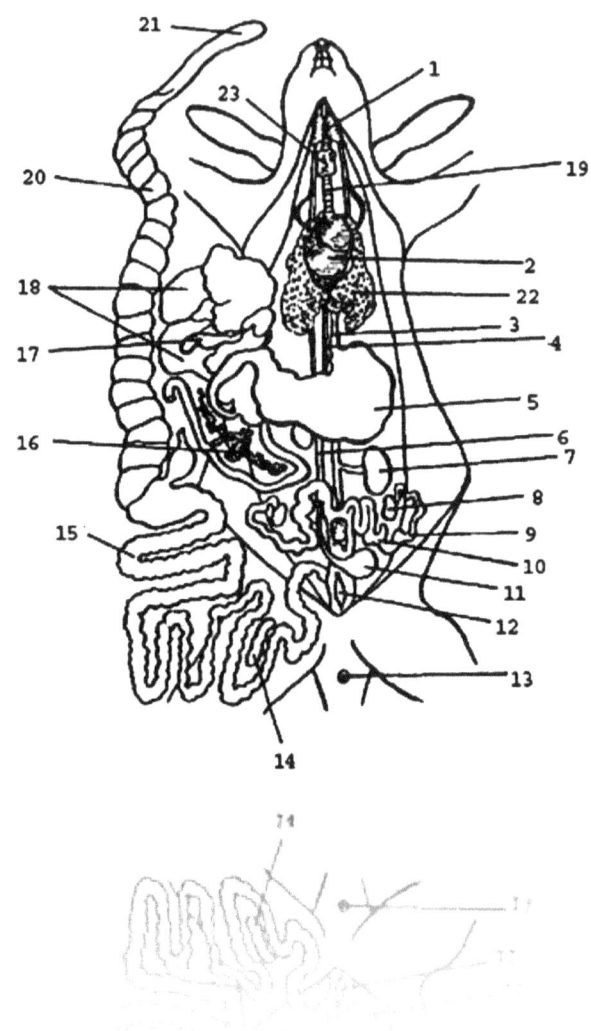

1 – Speicheldrüse – **531581219648**
2 – Herz – **314831859647**

3 – Speiseröhre – **829315835647**

4 – Hauptschlagader – **364851694831**

5 – Magen – **839781298641**

6 – Harnleiter – **364831316794**

7 – Niere – **189831298648**

8 – Ovarial – **168317219848**

9 – Eileiter – **168531298649**

10 – Uterushorn – **101682198648**

11 – Harnblase – **319481219642**

12 – Vagina – **385851619497**

13 – Anus – **851924219647**

14 – Milz – **539891298647**

15 – Dickdarm – **317549897581**

16 – Bauchspeicheldrüse – **385649895741**

17 – Gallenblase – **217549218741**

18 – Leber – **315681217319**

19 – Blinddarm – **895649794218**

20 – Wurmfortsatz (Appendix) – **385681217319**

21 – Schilddrüse – **315841219849**

22 – Luftröhre – **531891298647**

23 – Lunge – **581041216898**

Zähne des Kaninchens – 318531298647

Schneidezähne – **198264298541**

Eckzähne – **628364298581**

Backenzähne – **194893589647**

Mahlzähne – **374895396381**

System der Fortpflanzungsorgane – 528581298641
Geschlechtsorgane des Männchens – 528721218849

Abb. 5. urogenitale Organe des Männchens – **318542169841**

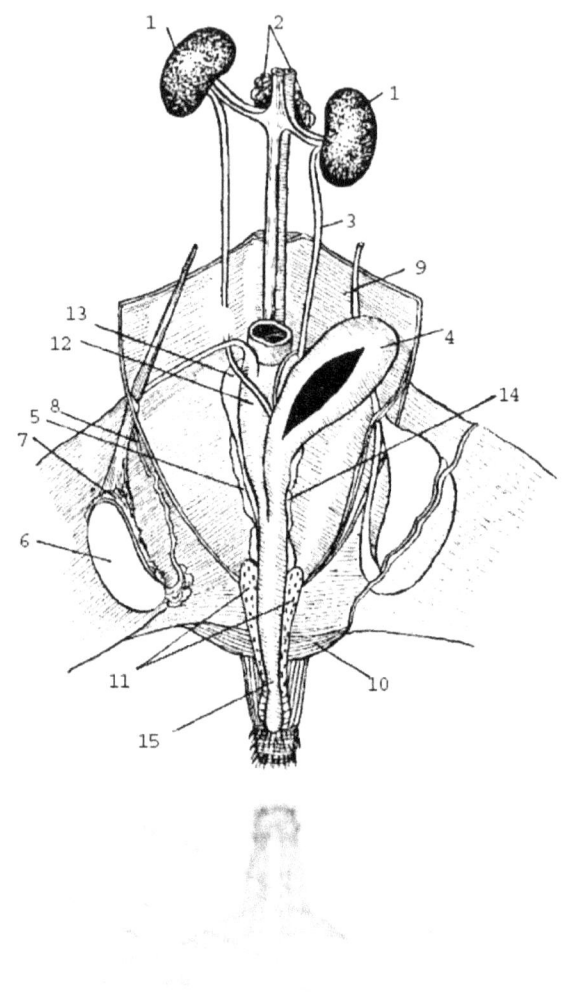

1 – linke und rechte Niere –**821219648317**
2 – Nebennieren – **364891298741**
3 – Harnleiter – **895681298731**
4 – Harnblase – **829681298541**
5 – Urogenitalkanal – **296318596491**
6 – Orchis – **371894581916**
7 – Orchisanhang – **895671298391**
8 – Samenleiter – **381649291841**
9 – seröse Orchisfalte –**821856198749**
10 – äußere Geschlechtsorgane – **368142897541**
11 – Schwellkörper – **361851261397**
12 – Ampullenteil des Samenleiters – **385391295681**
13 – Vorsteherdrüse – **895681295748**
14 – Cowper-Drüse – **319842219648**
15 – Präputialdrüse – **374891294851**

Geschlechtsorgane des Weibchens – 385641219749

Abb.6. Geschlechtsorgane des erwachsenen Kaninchenweibchens

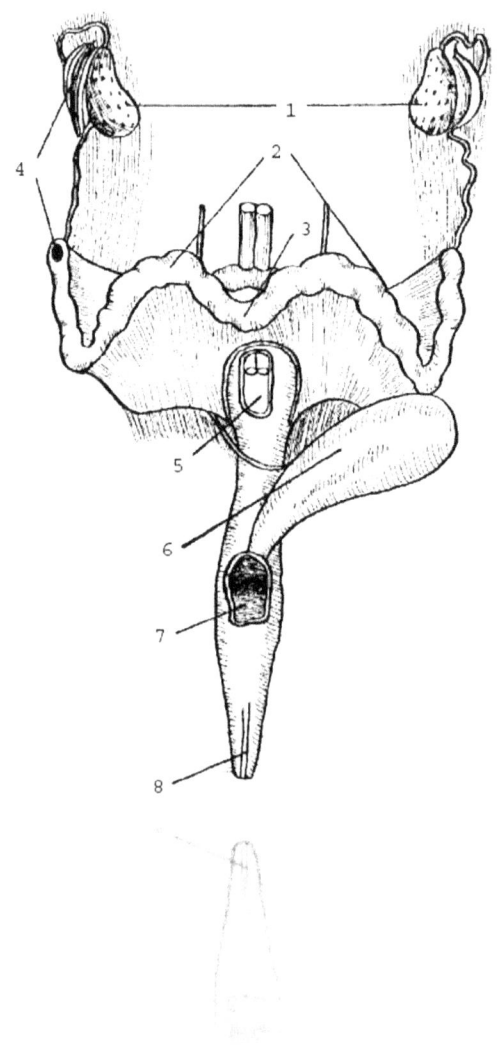

1 – Ovariale – **531894219891**
2 – Uterushorn – **395681298749**
3 – Stelle, wo zwei Uterushörner verbunden sind – **518216219849**
4 – Trichter und Öffnung des Eileiters – **384541284546**
5 – Vaginahohlraum – **121823849648**
6 – Harnblase – **398741298549**
7 – Klitoris – **385149689748**
8 – Schamspalte – **312149216831**

2.2 Besonderheiten der Anatomie des großen Hornviehs

Abb. 7. Bereiche des Körpers der Kuh

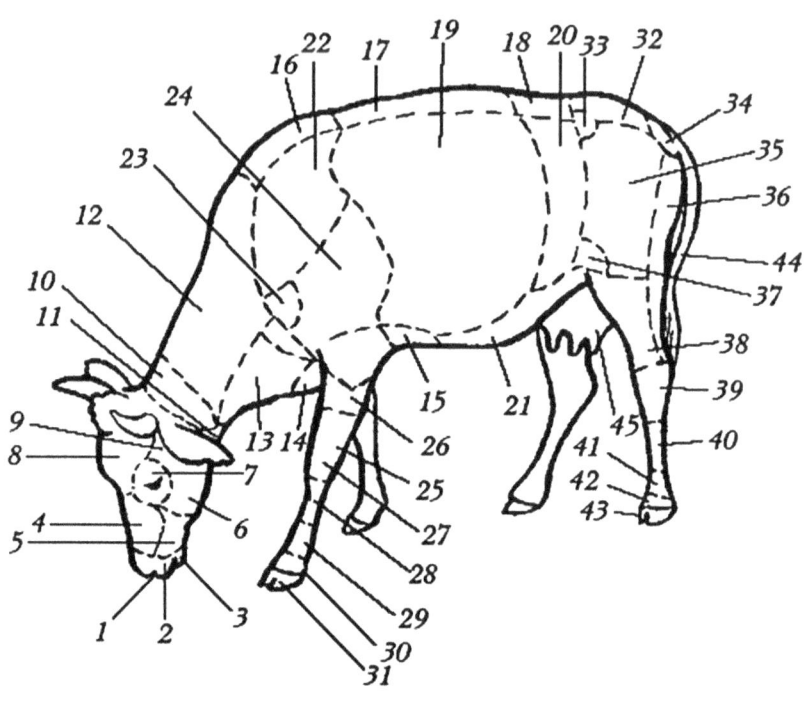

1 – Naseneingang – **318314219648**
2 – Flotzmaul – **149541219849**
3 – Unterlippe – **839751859641**
4 – Nasengegend – **859681219317**
5 – Backengegend – **364891219718**
6 – Bereich der äußeren Kaumuskulatur –**217548219841**
7 – Augengegend – **385681219788**
8 – Frontalregion – **316291218749**
9 – Schläfengegend – **598641219719**
10 – Parotisgegend – **316214218718**

11 – Kehlkopfbereich – **364891298749**

12 – oberer Halsabschnitt – **368384218749**

13 – unterer Halsabschnitt – **498541219648**

14 – Wampe – **389581219647**

15 – Brustbereich – **318781219649**

16 – Widerrist – **134891219897**

17 – Rücken – **899142859647**

18 – Lende – **698531298581**

19 – seitliche Brustwand – **623149298741**

20 – Beckenregion – **689541298749**

21 – untere Bauchwand – **316851216498**

22 – Schulterbereich – **389781219681**

23 – Bereich des Schultergelenks – **649271298491**

24 – Blatt – **894316294718**

25 – Elle – **728361298491**

26 – Vorderarm – **894371294897**

27–31 – Vorderpfote – **614291298361**

27 – Vorderfußwurzel – **369681398781**

28 – Vordermittelfuß – **894296895794**

29 – Fesselbereich – **368571298641**

30 – Kronbeinbereich – **649548549641**

31 – Hufenregion – **821316298491**

32 – Kruppe – **389681298491**

33 – Darmbeinhöcker – **829361298781**

34 – Sitzbeinhöcker – **129851298671**

35 – Oberschenkel – **314891214917**

36 – Hinterkante des Oberschenkels – **823149298641**

37 – Kniescheibenregion – **389681298791**

38 – Schienbein – **589681298391**

39–43 – Hinterpfote – **189681298541**
39 – Hinterfußwurzel – **894291794297**
40 – Hintermittelfuß – **315681216394**
41 – Fesselbereich – **364851294781**
42 – Kronbeinbereich – **538681298341**
43 – Hufenregion – **893541298647**
44 – Schwanz – **589681298731**
45 – Euter – **396581297349**

Abb. 8. Skelett einer Kuh – **516398396497**

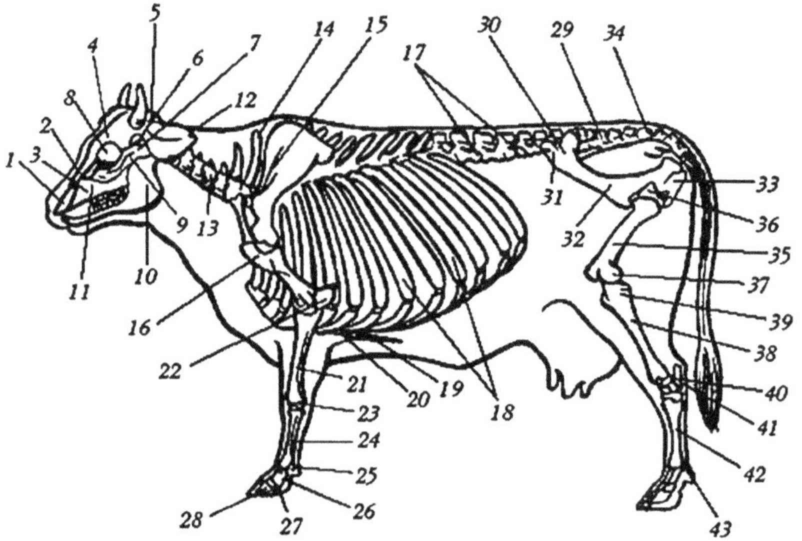

1 – Nasenbein – **894594294715**
2 – Intermaxillarknochen – **316314219814**
3 – Oberkieferknochen – **539681239841**
4 – Stirnbein – **621549217481**
5 – Hinterhauptbein – **369741298781**
6 – Scheitelbein – **894291216891**

7 – Schläfenbein – **895691298491**
8 – Augenhöhle – **316891517318**
9 – Jochbein **539681298581**
10 – Unterkieferbein – **316491298891**
11 – Sättel **593851293641**
12 – Axis – **315851698791**
13 – Halswirbelsäule – **349851298691**
14 – Brustwirbelsäule – **834531298581**
15 – Schulterblatt – **368391298741**
16 – Oberarmknochen – **495691798541**
17 – Lendenwirbelsäule – **315891319648**
18 – Rippe – **689741589497**
19 – Brustknorpel – **317581219649**
20 – Brustbein – **531841298647**
21 – Speichenbein – **589647587349**
22 – Ellbein – **198671298491**
23 – Vorderfußwurzel – **854571298647**
24 – Vordermittelfuß – **831514319671**
25 – Sesambeine – **589641298749**
26 – Fußfessel – **315648189564**
27 – Kronbein – **317581219649**
28 – Hufbein – **317891217496**
29 – Kreuzbein – **538541218649**
30 – Darmbein – **589741298749**
31 – Darmbeinhöcker – **318641218016**
32 – Schambein – **018548719641**
33 – Sitzbein – **516891219749**
34 – Schwanzwirbel – **315649815915**
35 – Oberschenkelbein – **801649549641**

36 – Schenkelring – **890149549681**
37 – Kniescheibe – **501801219646**
38 – Schienbein – **830104204901**
39 – Wadenbeinfortsatz – **108541208581**
40 – Hinterfußwurzel – **198061298648**
41 – Fersenbeinhöcker – **890501298641**
42 – Hintermittelfuß – **104801019491**
43 – Zeh – **835851916497**

Abb. 9. Schematische Darstellung der Haut mit Haaren (nach Techwer)

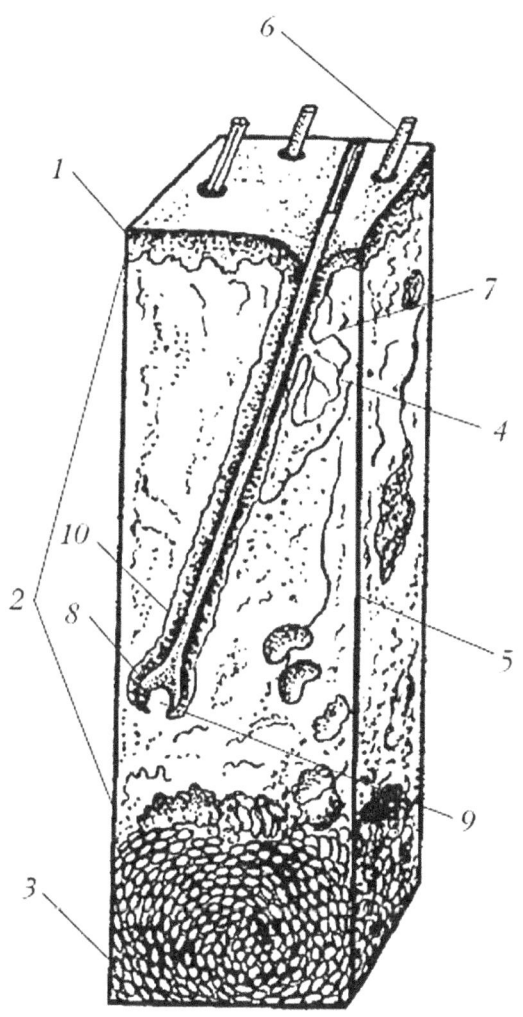

1 – Oberhaut – **831531898641**
2 – Lederhaut – **318541897891**
3 – Subkutanschicht –**6 89791219891**
4 – Talgdrüsen – **828315428741**

5 – Schweißdrüsen – **316841219781**
6 – Haarschaft – **581641219781**
7 – Haarwurzel – **534891298641**
8 – Haarzwiebel – **589718319641**
9 – Haarpapille – **364895319745**
10 – Haartasche – **315601219419**

Abb. 10. Aufbau der Milchdrüsen der Kuh

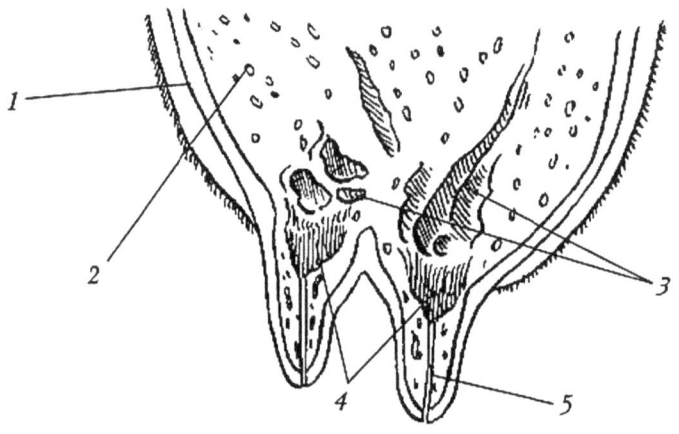

1 – Haut – **589317218491**
2 – Alveole – **318541218649**
3 – Milchgänge – **581684549647**
4 – Milchzisterne – **831549581241**
5 – Strichkanal – **316841219748**

Abb. 11. Aufbau des Hufes

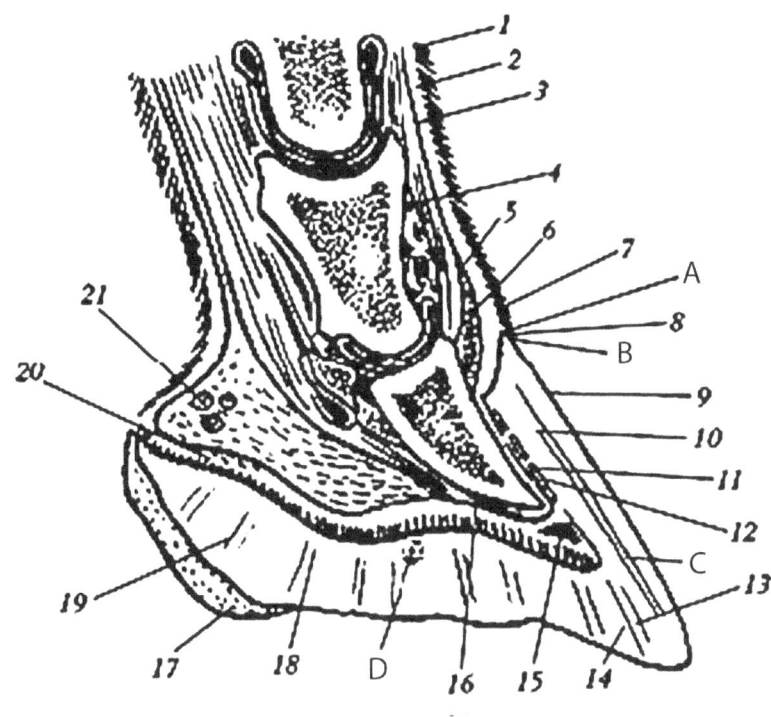

a –Saum– **315498598741**

b – Besen – **314851319647**

c – Wand– **315801498648**

d – Sohle – **301504801904**

1 – Oberhaut – **368741219781**

2 – Hautbasis – **398681298741**

3 – Subkutanschicht – **834091298641**

4 – Flechse des gemeinen Zehenstreckers –**184016284916**

5 – Subkutanschicht des Saums – **318584319641**

6 – Hautbasis des Saums – **314891219781**

7 – Oberhaut des Saums – **368491298741**

8 – Oberhaut des Besens – **104804909647**
9 – Wandüberzug – **501219216841**
10 – rohrförmiges Horn – **108501298671**
11 – blattförmiges Horn – **801549601297**
12 – blattförmiges Horn der Hautbasis – **581491291895**
13 – weiße Linie – **681574291896**
14 – Sohlenoberhaut – **017581217419**
15 – Hautbasis der Sohle – **696891298541**
16 – Knochenhaut – **317501219894**
17 – Oberhaut der Zehenkrume – **318541219748**
18 – Hautbasis der Krume – **316841219849**
19 – Oberhaut der Sohlenballenkrume – **318547219847**
20 – Hautbasis der Sohlenballenkrume – **821217319841**
21 – Subkutanschicht der Sohlenballenkrume – **318541219748**

Nervensystem – 589741218549
Sinnesorgane – 854681219784

Sehorgan – **316851217589**

Abb. 12. Horizontaler Augenausschnitt

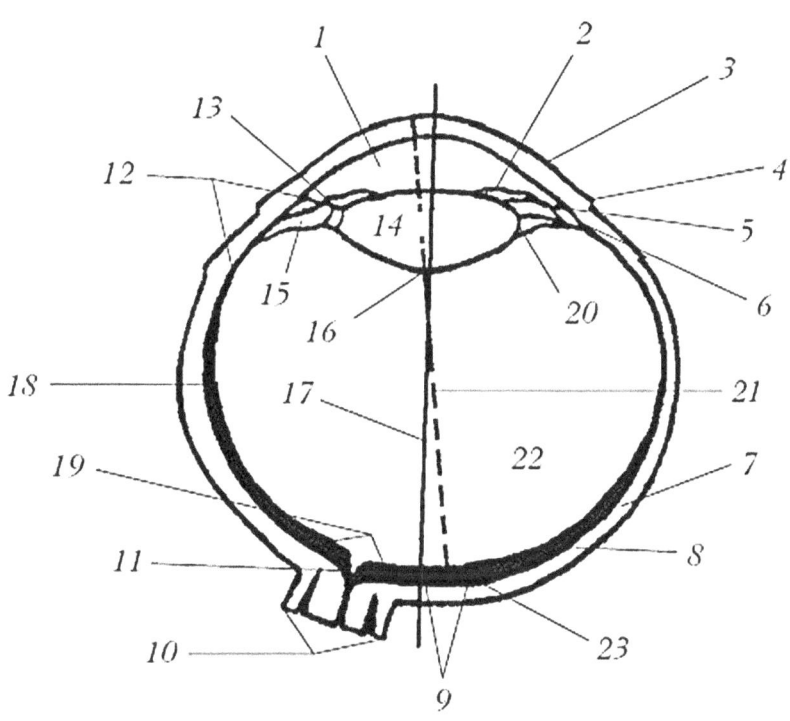

1 – Vorderkammer – **891491298641**
2 – Iris – **683854589741**
3 – Hornhaut – **819613218584**
4 – Bindehaut – **831584298641**
5 – Schlemm-Kanal – **318571218419**
6 – Ziliarmuskel – **894391294798**
7 – Sklera – **318501219641**
8 – Gefäßhaut – **315891219641**

9 – gelber Fleck – **318548719641**

10 – Sehnerv – **501849201641**

11 – Siebbeinplatte – **101891209641**

12 – Ciliarkörper – **369019519641**

13 – hintere Kammer – **898741298749**

14 – Augenlinse – **019681219685**

15 – Ciliarfortsätze – **801549201648**

16 – Hinterlinsenraum – **589721319681**

17 – Sehachse – **895681219714**

18 – Netzhaut – **317541218548**

19 – Sehnervenkopf – **501891298641**

20 – Zonulafasern – **582149392641**

21 – Gesichtsachse – **531894589641**

22 – Glaskörper – **398791364845**

23 – Zentralgrube – **854891298641**

Gleichgewichts- Hörorgan – **319648519671**

Abb. 13. Schematische Darstellung der Gleichgewichts- und Hörorgane

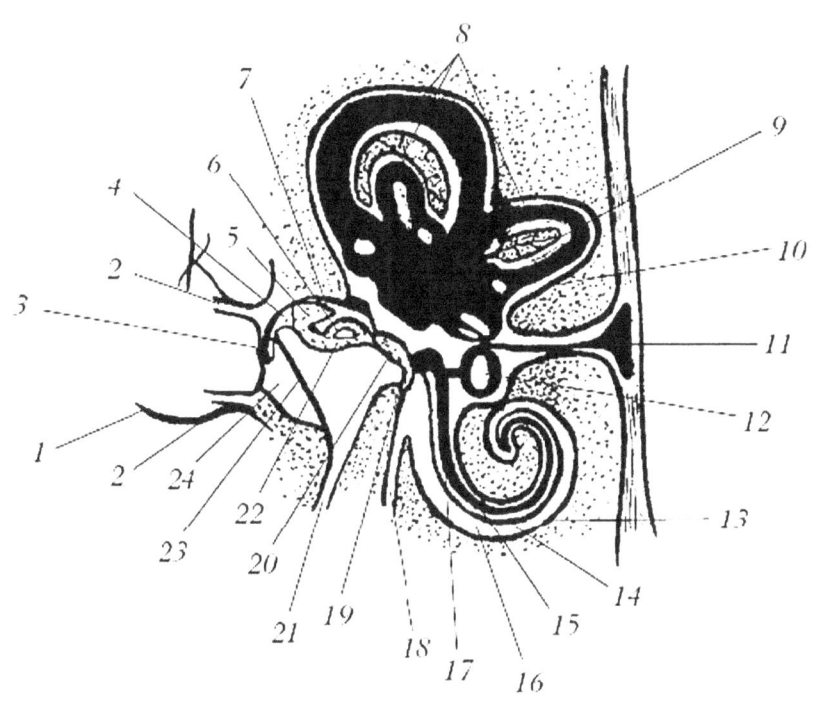

1 – Ohrmuschel – **149841219748**
2 – äußerer Gehörgang – **898641218749**
3 – Trommelfell – **858681219749**
4 – Hammer – **854512619714**
5 – Amboß – **829741298648**
6 – Steigbügelmuskel – **316891219784**
7 – Steigbügel – **829748598641**

8 – Bogengang – **389781298498**
9 – Ovalbeutel – **317519219641**
10 – Gleichgewichtsmacula
und Gleichgewichtskamm –**539741298789**
11 – Endolymphgang und Säckchen
im Aquaeductus vestibuli – **318314218498**
12 – Rundsäckchen mit Gleichgewichtsmacula –**318514219316**
13 – Schneckenbogen – **894981298741**
14 – häutige Schnecke – **849541298741**
15 – Corti`sches Organ – **364841298741**
16 – Paukentreppe – **498741298648**
17 – vestibulärer Kanal – **898541298741**
18 – Schneckenaquaeductus – **364864519617**
19 – Schneckenfenster – **019581219648**
20 – Promontorium – **316019219641**
21 – Knochenohrtrompete – **514217218641**
22 – linsenförmiger Knochen – **518314219618**
23 – Trommelfellspanner – **624317218648**
24 – Paukenhöhle – **894541219648**
Geruchsorgan – 316218517214
Geschmacksorgan – 374841219848
Tastorgan – 318541219841

Verdauungssystem – **398681298741**

Abb. 14. Verdauungssystem des großen Hornviehs

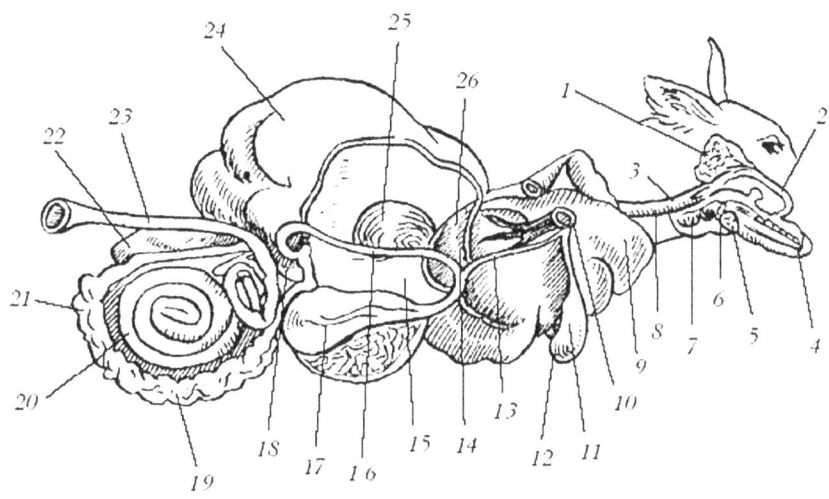

1 – Ohrspeicheldrüse – **514218219641**
2 – Ohrspeicheldrüsengang – **589741298789**
3 – Kehle – **585649519741**
4 – Mundhöhle – **361219891516**
5 – Unterkieferspeicheldrüse – **368498597491**
6 – Laryngen – **489789596641**
7 – Luftröhre – **854931218649**
8 – Speiseröhre – **319714219815**
9 – Leber – **316491217519**
10 – Lebergang – **854691594971**
11 – zystischer Gallengang – **598361298741**
12 – Gallenblase – **368497568791**
13 – Hauptgallengang – **318541219748**
14 – Netz – **318571218491**

15 – Pankreas – **361498519714**
16 – Pankreasgang – **589714298715**
17 – Labmagen – **898541218648**
18 – Zwölffingerdarm – **319318649741**
19 – Leerdarm – **317548617291**
20 – Grimmdarm – **361291218741**
21 – Krummdarm – **368741298749**
22 – Blinddarm – **319648519714**
23 – Mastdarm – **642531298749**
24 – Narbe – **316841298749**
25 – Blättermagen – **395681295748**
26 – Schlundrinne – **318581219749**

Abb. 15. Zahnbogenreihe des großen Hornviehs

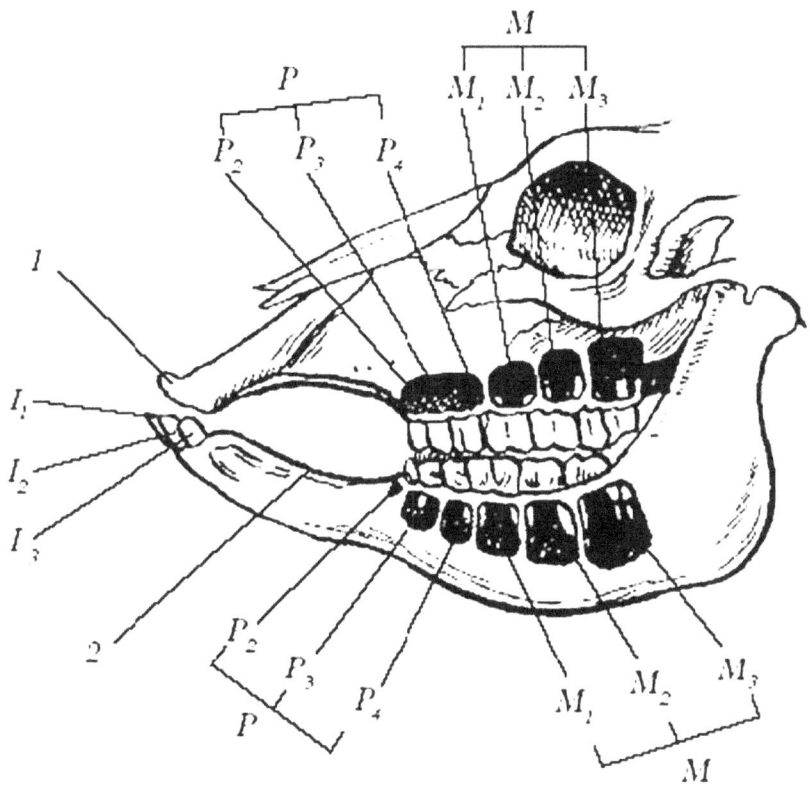

1 – Intermaxillarknochenkörper –
Knochenbasis des Zahnkissens –**516491298749**
2 – zahnloser Abschnitt (Rand) – **891319619841**
I – Schneidezähne – **516841298851**
C – Eckzähne – **586498319741**
P – Backenzähne – **385681298491**
M – Mahlzähne – **364891294798**

Atmungssystem – 315149895647
System der Harnorgane – 584291298741
System der Fortpflanzungsorgane – 584291298641
Genitalien der Männchen – 518517218419

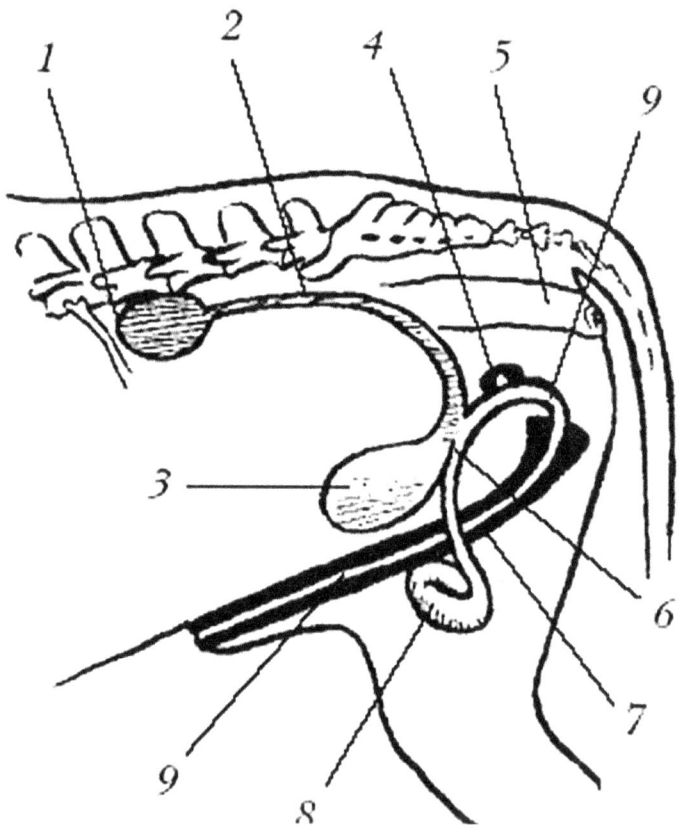

Abb. 16. Schematische Darstellung des Urogenitalapparates des Stiers

1 – Niere – **219318319481**
2 – Harnleiter – **316894217218**
3 – Harnblase – **649591298741**
4 – Geschlechtsanhangdrüsen – **316849898741**
5 – Mastdarm – **316851319849**
6 – Samenleiteer – **318781219647**
7 – Phallus – **318549318641**
8 – Orchis – **519681219489**
9 – urogenitaler Kanal – **316501498648**

Genitalien der Weibchen

Abb. 17. Schematische Darstellung der Geschlechtsorgane der Kuh

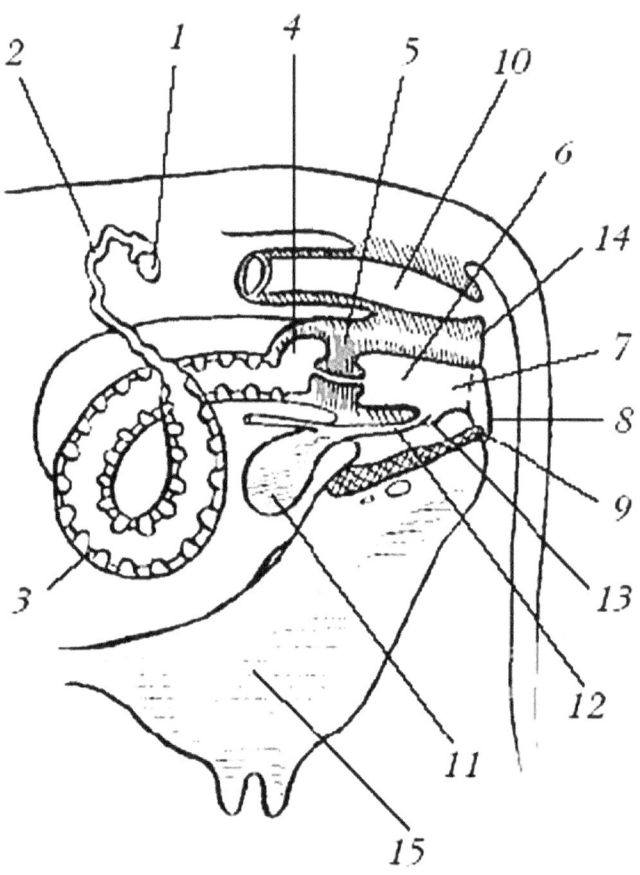

1 – Ovarial – **513849598641**
2 – Eileiter – **564851394891**
3 – Uterushorn mit Karunkeln – **589671298491**
4 – Uteruskörper – **597194297841**

5 – Uterushals – **318564219741**

6 – Vagina – **589781298491**

7 – Scheidenvorhof – **016549216981**

8 – Vulva – **317581219641**

9 – Klitoris – **854291649781**

10 – Mastdarm – **019581219418**

11 – Harnblase – **316841216898**

12 – Harnröhre – **518641218749**

13 – Harnröhrendivertikel – **598315698741**

14 – Dammbereich – **317581217914**

15 – Euter – **318581681491**

**Herzkreislaufsystem – 898541218649
Blutsystem – 539841298647**

Abb. 18.Herz der Kuh –**198318649741**

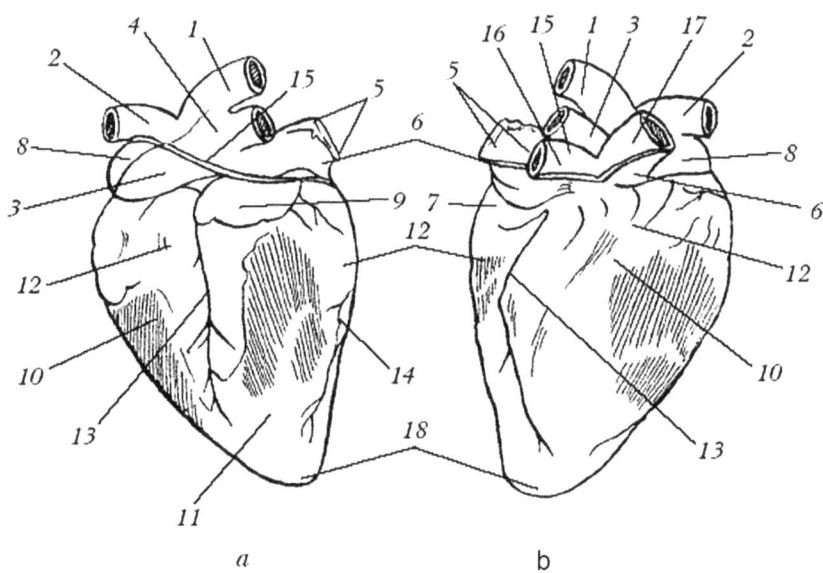

a – von links
b – von rechts
1 – Hauptschlagader – **318498519641**
2 – truncus brachiocephalicus – **519318516481**
3 – Lungenarterienstamm – **318541219648**
4 – Ligamentum arteriosum Botalli – **849741249841**
5 – Lungenvene – **689491219714**
6 – linker Vorhof – **8 14517214918**
7 – linke Vena acygos – **894591219648**
8 – rechte Herzohrklemme – **317548749841**
9 – linke Herzohrklemme – **517219798641**

10 – rechter Ventrikel – **318748519641**
11 – linker Ventrikel – **317581219647**
12 – Subepikardialfett – **318741219848**
13 – Sulcus interventricularis – **389748598641**
14 – Blutgefäße des Herzens - **549581298641**
15 – Ansatzlinie des Perikards – **898541298741**
16–17 – Hohlvenen – **189549649781**
18 – Herzspitze – **587549498641**

Lymphsystem – 698741298549
Inkretdrüsen – 319781298749

2.3. Besonderheiten der Anatomie der Pferde

Abb. 19. Stati des Pferdes

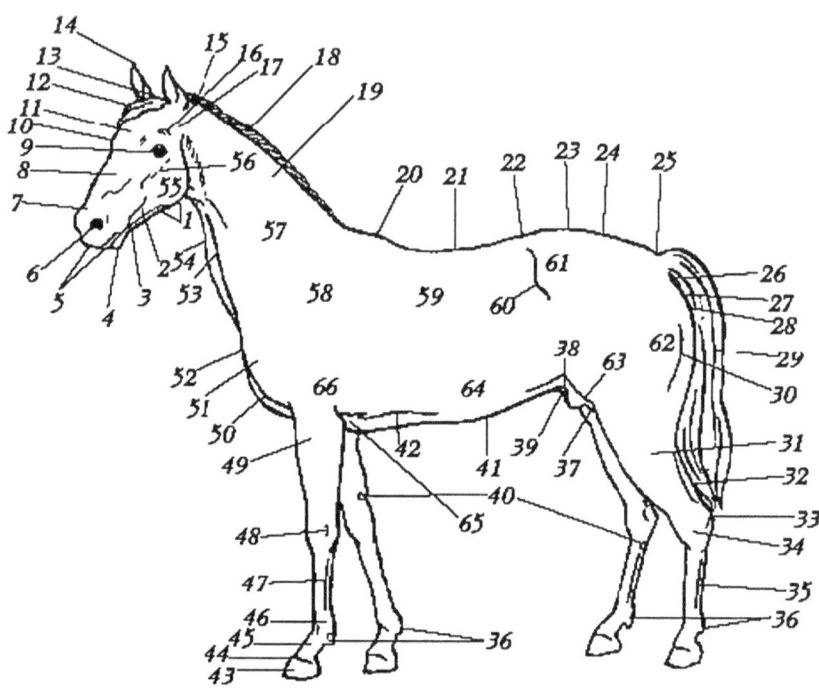

1 –Ganaschen – **189391219849**

2 – Wangenbein – **318541218749**

3 – Kinngrübchen – **898648748981**

4 – Kinn – **895391698791**

5 – Lippen – **316894219741**

6 – Nüster – **318548718498**

7 – Schnauf – **898541219647**

8 – Nasenwurzel – **897891697219**

9 – Auge – **518641218549**

10 – Augenbrauenbogen – **581691219717**

11 – Stirn – **531584298641**
12 – Schopf – **531894198742**
13 – Wirbel – **894681219748**
14 – Ohr – **895641298749**
15 – Hinterhaupt – **785749598641**
16 – Schläfe – **897891219894**
17 – Supraorbitalgrube – **316541219897**
18 – Mähne – **895681219749**
19 – Halskamm – **819548319741**
20 – Widerrist – **316548319647**
21 – Rücken – **318364898741**
22 – Lende – **314801219617**
23 – Kreuz – **385741219894**
24 – Kruppe – **584971217218**
25 – Schweifrübe – **589681219714**
26 – Darmausgang – **839541219849**
27 – Dammbereich – **749541219819**
28 – Sitzbeinhöcker – **316841216498**
29 – Schweif – **514891319681**
30 – Gesäßhälfte – **019548619742**
31 – Schienbein – **384516318749**
32 – Achillessehne – **534891219617**
33 – Ferse – **389714298613**
34 – Sprunggelenk – **381601219418**
35 – Hintermittelfuß – **385681319784**
36 – Fesselhaare – **380164219788**
37 – Hodensack – **516531298748**
38 – Leistengegend – **395681298714**
39 – Vorhaut – **898541298497**

40 – Kastanie – **584291294718**
41 – Bauch – **586497319819**
42 – unterer Rand des Brustkorbs (Brustbein) –**518748519641**
43 – Huf – **898741298749**
44 – Besen – **317541298741**
45 – Fessel – **364851219894**
46 – Fesselgelenk – **316014216491**
47 – Vordermittelfuß – **894594217319**
48 – Vorderfußwurzel – **684217219845**
49 – Unterschulter – **318491219749**
50 – Wampe – **894591398647**
51 – humeroscapular Hügel – **518617298741**
52 – Brust – **895647219741**
53 – Halsschlagrinne – **519318498741**
54 – Hals – **894851648791**
55 – Backe – **316584219741**
56 – Jochbeinkamm – **584291298741**
57 – Nackenseite – **398541298791**
58 – Schulterblatt – **396841598741**
59 – seitliche Brustwand – **389641298791**
60 – Beckenknochen – **589781298641**
61 – Darmbeinhöcker – **589781298641**
62 – Oberschenkel – **898791298641**
63 – Knie – **539781298541**
64 – falsche Rippen – **589781298741**
65 – Elle – **894581294711**
66 – Oberarm – **898581298671**
Stütz-und Bewegungsapparat – **519681298491**

Abb. 20 Schädel des Pferdes –**297514298714**

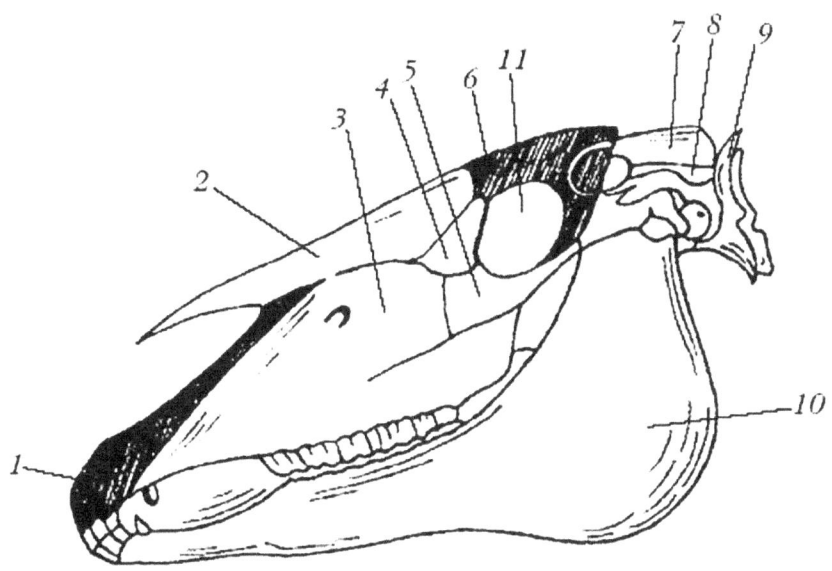

1 – Intermaxillarknochen – **531894298614**
2 – Nasenbein – **597581297491**
3 – Oberkieferknochen – **898541298641**
4 – Tränenbein – **589741299811**
5 – Jochbein – **539781298641**
6 – Stirnbein – **319851219641**
7 – Scheitelbein – **598321298641**
8 – Schläfenbein – **498531219681**
9 – Hinterhauptbein – 297581296841
10 – Unterkiefer – **319851219641**
11 – Augenhöhle – **859781298641**

Abb. 21 Skelett der Hinterhand des Pferdes – **584214218641**

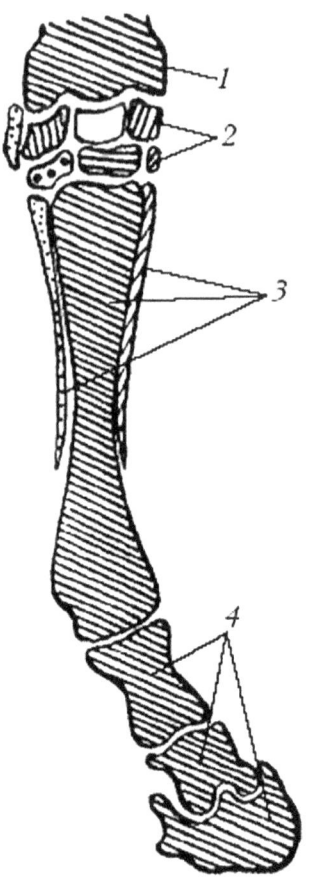

1 – Speichenbein – **514218539681**
2 – Fußwurzelknochen – **539681298741**
3 – Mittelhandknochen – **831841298671**
4 – Phalangen – **581319681418**

Abb. 22 Hautmantel des Pferdes – **498541298741**

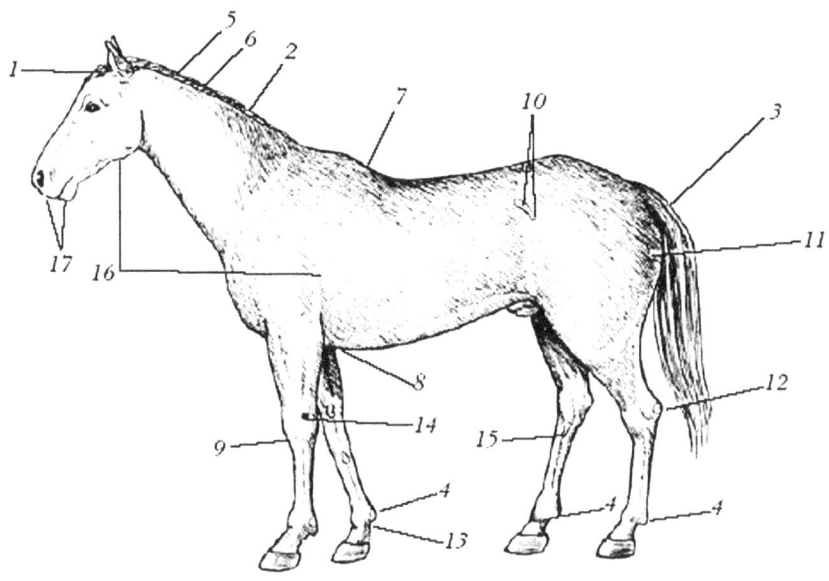

1 – Schopfhaare – **368781298451**
2 – Mähnenhaare – **534891248971**
3 – Schweifhaare – **586498571218**
4 – Fesselhaare – **897541297498**
subkutane Schleimbeutel –
5 – über dem ersten Halswirbel – **894541298741**
6 – über dem zweiten Halswirbel – **628549328741**
7 – beim oberflächlichen Widerrist – **398751298641**
8 – beim Ellenhöcker – **198421298741**
9 – bei der Vorderfußwurzel – **598541298641**
10 – beim Darmbeinhöcker – **316498718581**
11 – beim Sitzbeinhöcker – **581219681491**
12 – beim Fersenbeinhöcker – **361281219741**
13 – beim Fersensporn – **849581249714**

14 – Vorderfußwurzelkastanie – **316851217498**
15 – Hinterfußwurzelkastanie – **581219419641**
16 – Deckhaar – **897541298491**
17 – Sinushaar – **849648598741**

Abb. 23 Schema des Haaraufbaus (nach Techwer)

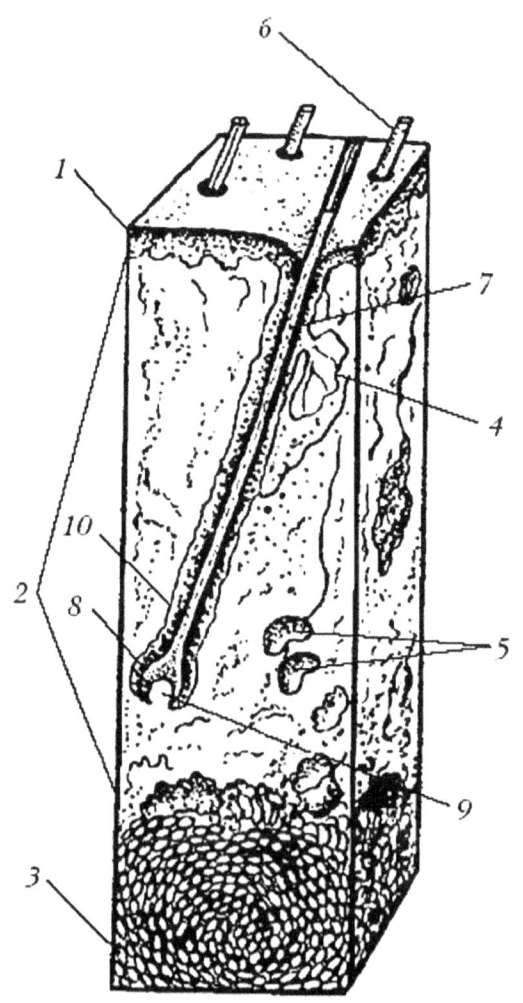

1 – Oberhaut – **198748598641**
2 – Lederhaut – **182319642781**
3 – Subkutanschicht – **589791298497**
4 – Talgdrüsen – **849571298481**
5 – Schweißdrüsen – **316841219511**
6 – Haarschaft – **386148598714**
7 – Haarwurzel – **317581219648**
8 – Haarzwiebel – **531218548741**
9 – Haarpapille – **548741218648**
10 – Haarsack – **547218217214**

Milchdrüse der Stute – **531848548641**
Abb. 24. Aufbau der Milchdrüse der Stute

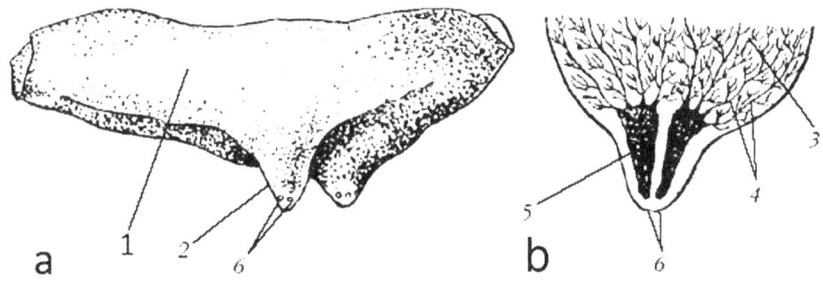

a – von außen
b – im Sagittalschnitt (Medianschnitt)
1 – Euterkörper – **894548294741**
2 – Zitze – **518549561481**
3 – Scheiben des Brustgewebes und
der Milchdrüsenstroma – **518541219648**
4 – Milchgänge – **197318219741**
5 – Milchzisterne – **895748319641**
6 – Zitzenöffnungen – **514891214718**

© Г. П. Грабовой, 2003

Abb. 25. Aufbau des Hufes des Pferdes

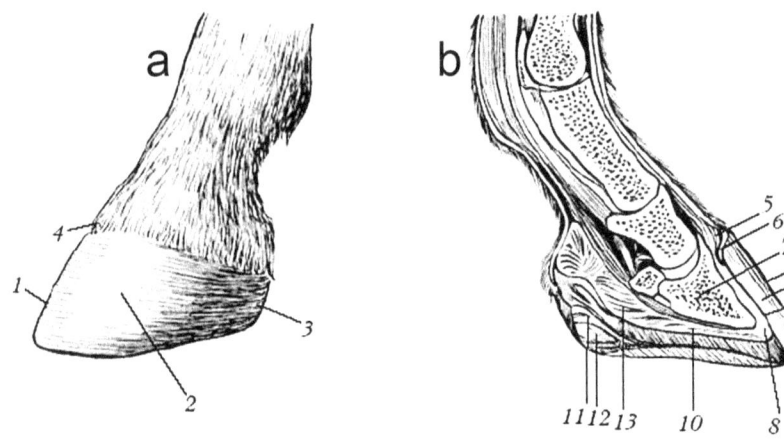

a – von außen
b – im Sagittalschnitt (Medianschnitt)
1 – Eingriffbereich – **189741298748**
2 – laterale Seitenwand – **581294391641**
3 – Fersenteil – **895741219648**
4 – Besenbereich – **319741218648**
5 – drei Schichten der Kante – **581341298648**
5 – Glasur – **647218318641**
6 – drei Schichten des Besens – **514891219847**
6 – rohrförmiges Horn – **895748319741**
7 – Hufbein – **895711198649**
8 – Dermis der Hufwand – **546194219841**
8 – weißes blattförmiges Horn – **915194219741**
9 – weiße Linie – **518541219681**
10 – Dermis der Sohle – **548541298741**
11 – Krumenhorn – **589741298648**
12 – Dermis der Krume – **149541249648**
13 – elastische Sohlenballenkrume – **581294391694**

Abb. 26. Huf des Pferdes (Ansicht von unten) – **519641819741**

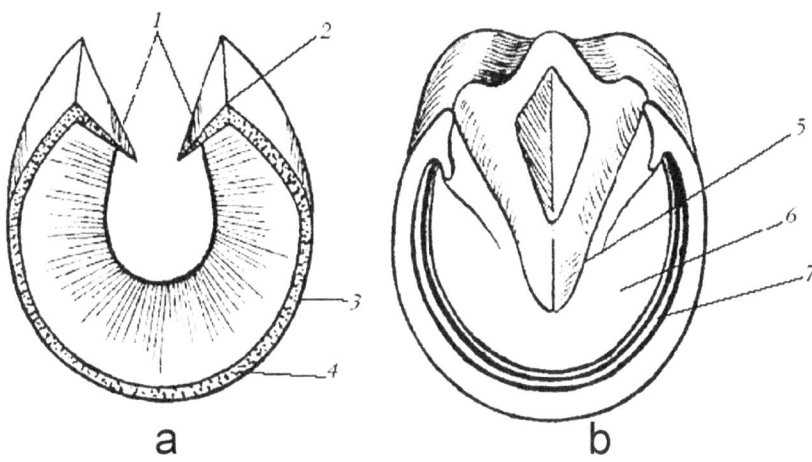

a – Hornwand
b – Sohle und Pfeil
1 – Eckstrebe – **516481219741**
2 – Eckstrebenwinkel – **891498514691**
3 – Tragrand – **819741219648**
4 – Eingriffbereich – **839548749641**
5 – Strahl – **839781298641**
6 – Sohle – **198781219549**
7 – weiße Linie – **194891294681**

Nervensystem – 598391298641
Sinnesorgane – 589714319851
Sehorgan – 681294391748

Abb. 27. Horizontaler Augenschnitt

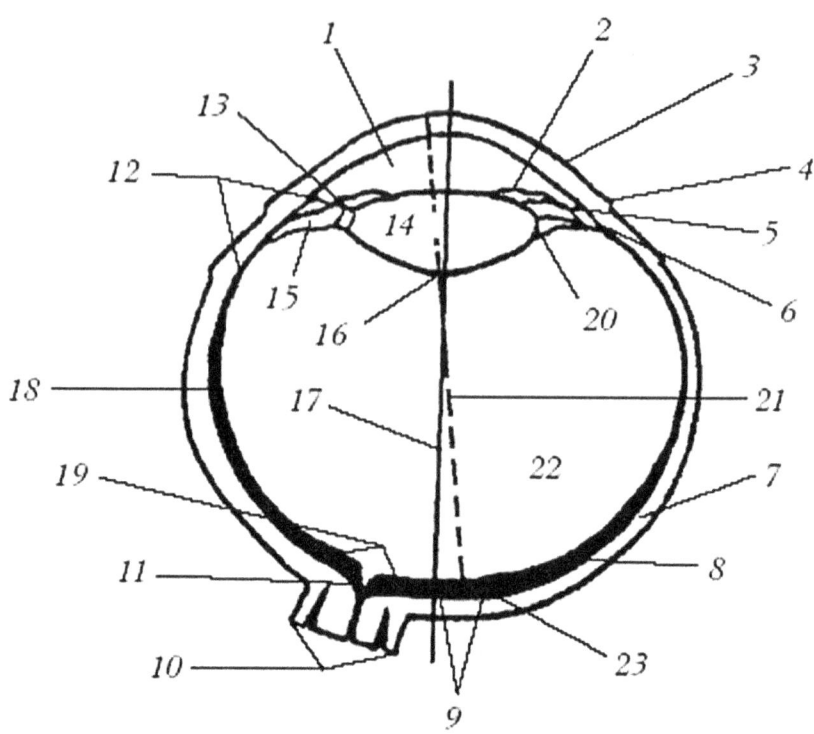

1 – Vorderkammer – **894591298641**
2 – Iris – **397581298641**
3 – Hornhaut – **318748519648**
4 – Bindehaut – **859641298741**
5 – Schlemm-Kanal – **319781219848**
6 – Ciliarmuskel – **498541298748**
7 – Sklera – **316518319491**
8 – Gefäßhaut – **195684295894**
9 – gelber Fleck – **148741298541**
10 – Sehnerv – **158318549741**
11 – Siebbeinplatte – **318581219641**

12 – Ciliarkörper – **154291298741**
13 – hintere Kammer – **519741219841**
14 – Augenlinse – **518641219781**
15 – Ciliarfortsätze – **509681209749**
16 – Hinterlinsenraum – **589361298711**
17 – Sehachse – **196891298749**
18 – Netzhaut – **142621219718**
19 – Sehnervenkopf – **148501248641**
20 – Zonulafasern – **824581298649**
21 – Gesichtsachse – **539681298791**
22 – Glaskörper – **361294298541**
23 – Zentralgrube – **894291298741**

Gleichgewichts-Gehörorgan – 185689298741

Abb. 28. Organe des Gleichgewichts und des Gehörs

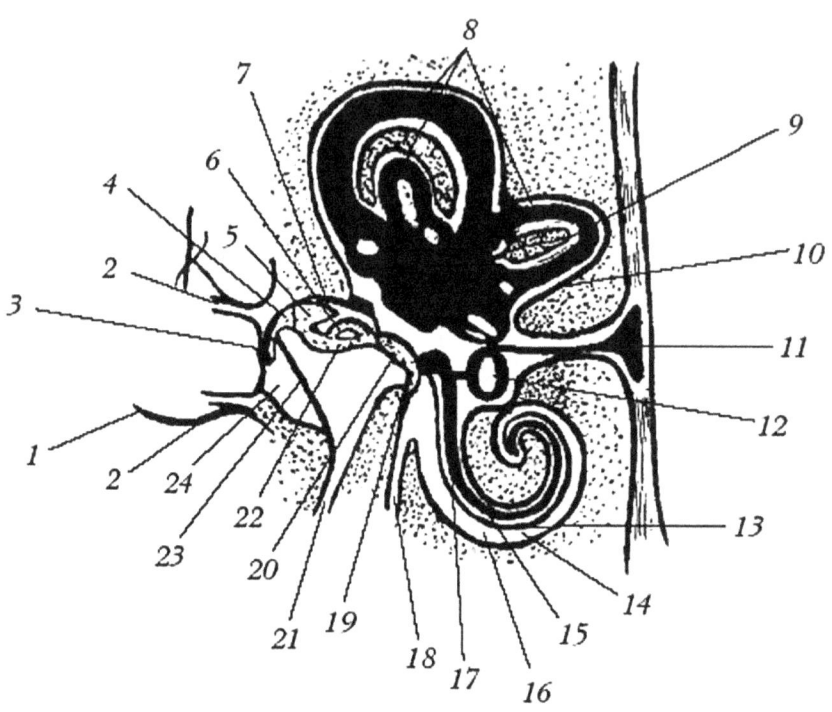

1 – Ohrmuschel – **549391298641**
2 – äußerer Gehörgang – **148581298749**
3 – Trommelfell – **671241298748**
4 – Hammer – **142682798741**
5 – Amboß – **195841298749**
6 – Steigbügelmuskel – **148581219648**
7 – Steigbügel – **891594219647**
8 – Bogengang – **195891298741**
9 – Ovalbeutel – **619781219849**

10 – Gleichgewichtsmacula und Gleichgewichtskamm – **148541248971**
11 – Endolymphgang und Säckchen im Aquaeductus vestibuli – **519741219848**
12 – Rundsäckchen mit Gleichgewichtsmacula – **518349180641**
13 – Schneckenbogen – **154581219681**
14 – häutige Schnecke – **101849519648**
15 – Corti`sches Organ – **148741289689**
16 – Paukentreppe – **108581219748**
17 – vestibulärer Kanal – **541219218681**
18 – Schneckenaquaeductus – **148781289681**
19 – Schneckenfenster – **316841218584**
20 – Promontorium – **185149218701**
21 – Knochenohrtrompete – **184018584917**
22 – linsenförmiger Knochen – **531641219818**
23 – Trommelfellspanner – **864014219714**
24 – Paukenhöhle – **518317219614**

Inkretdrüsen – 589741289491
Verdauungssystem – 585681219714

Abb. 29. Verdauungsorgane des Pferdes

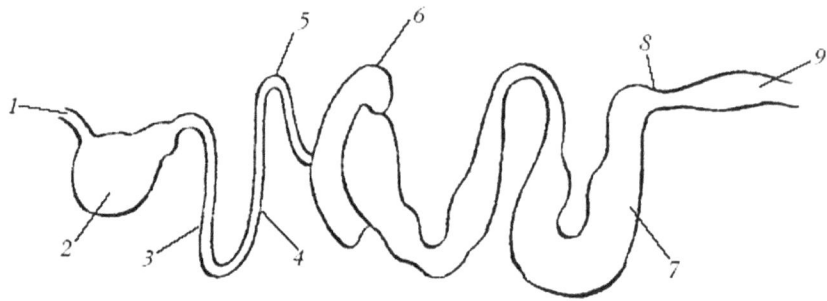

1 – Speiseröhre – **819581219648**
2 – Magen – **316548219741**
3 – Zwölffingerdarm – **894318549671**
4 – Leerdarm – **518314218714**
5 – Krummdarm – **814217218741**
6 – Blinddarm – **685741218541**
7 – Querkolon – **628318519714**
8 – kleines Kolon – **318571218498**
9 – Mastdarm – **128317689541**

Abb. 30. Zunge des Pferdes – **589318518741**

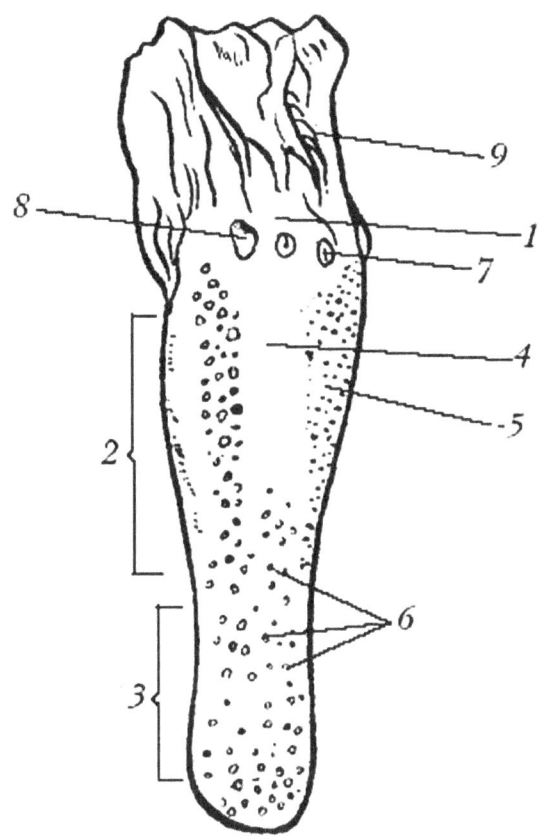

1 – Wurzel – **318718519064**
2 – Körper – **142851467148**
3 – Spitze – **618491219748**
4 – Kissen – **854291218741**
5 – fadenförmige Papillen – **631498541298**
6 – pilzförmige Papillen – **751218548916**
7 – wallförmige Papillen – **121541219641**
8 – Blätterpapillen – **501849201497**
9 – Mandeln – **531214218641**

© Г. П. Грабовой, 2003

Abb. 31. Bogenreihe der Pferdezähne

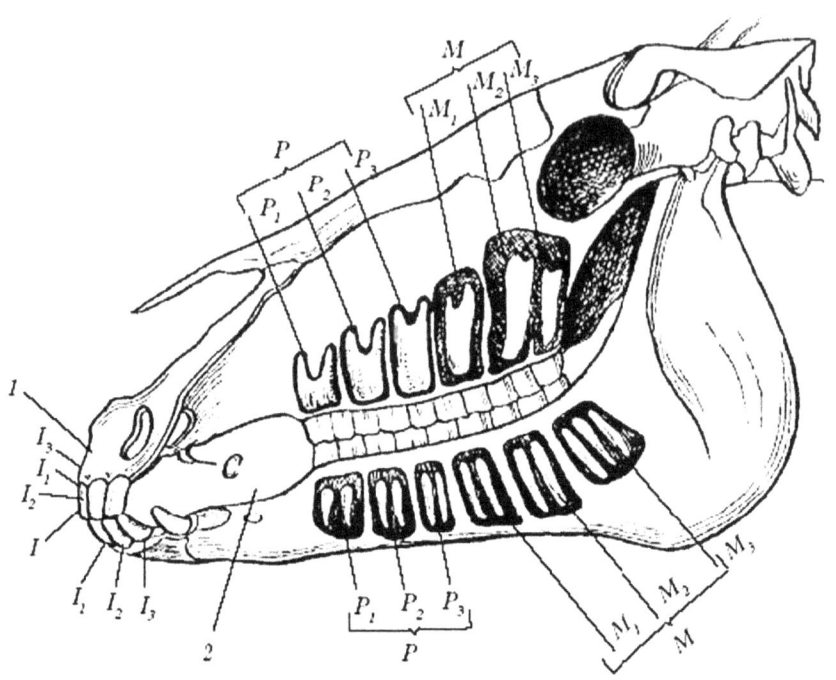

1 – Intermaxillarknochenkörper,
Knochenbasis des Zahnkissens – **514581214219**
2 – zahnloser Abschnitt (Rand) – **318481219741**
I – Schneidezähne – **851214019671**
C – Eckzähne – **185731219841**
P – Backenzähne – **168748598742**
M – Mahlzähne – **189581219641**

Atmungssystem – 518217214841
System der Harnorgane – 316581217489

Abb. 32. Topographie der Pferdenieren
(von der ventralen Oberfläche)

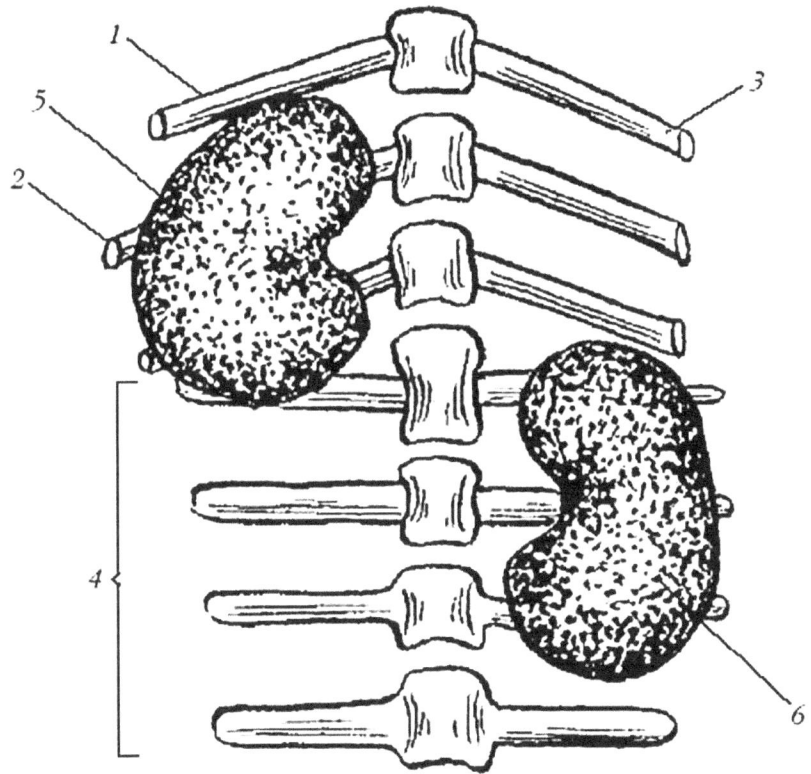

1 – 14-te Rippe – **138531289497**
2 – 18-te Rippe – **316549897548**
3 – 13-te Rippe – **581684231498**
4 – Lendenwirbel – **618514218718**
5 – rechte Niere – **624016518748**
6 – linke Niere – **898581218314**

© Г. П. Грабовой, 2003

System der Fortpflanzungsorgane – 149581219748
Genitalien der Männchen – 538581298647

Abb. 33. Struktur der Harnorgane des Hengstes

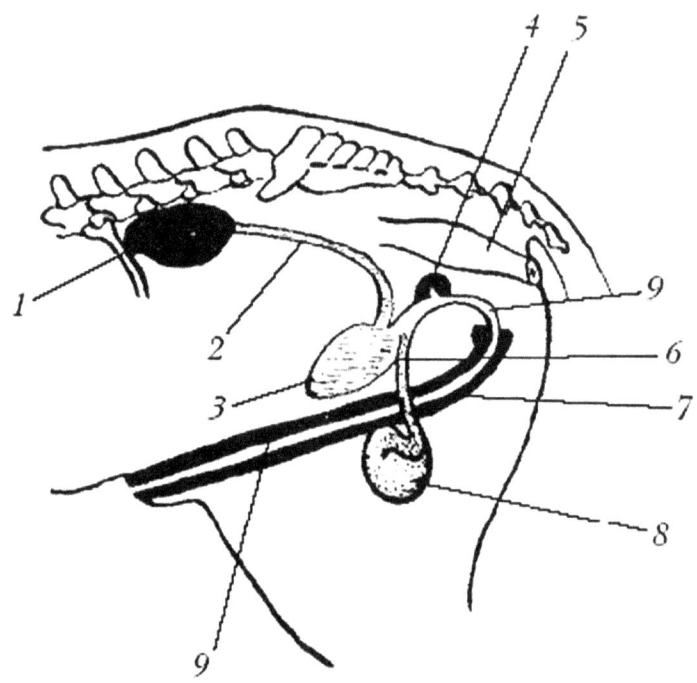

1 – Niere – **539712198749**
2 – Harnleiter – **316849516217**
3 – Harnblase – **198531298641**
4 – Anhanggeschlechtsdrüsen – **184291584711**
5 – Mastdarm – **364891294898**
6 – Samenleiter – **129781298491**
7 – Phallus – **398641298749**
8 – Orchis – **496894319871**
9 – Urogenitalkanal – **319749519641**

Genitalien der Weibchen

Abb. 34. Genitalien der Stute

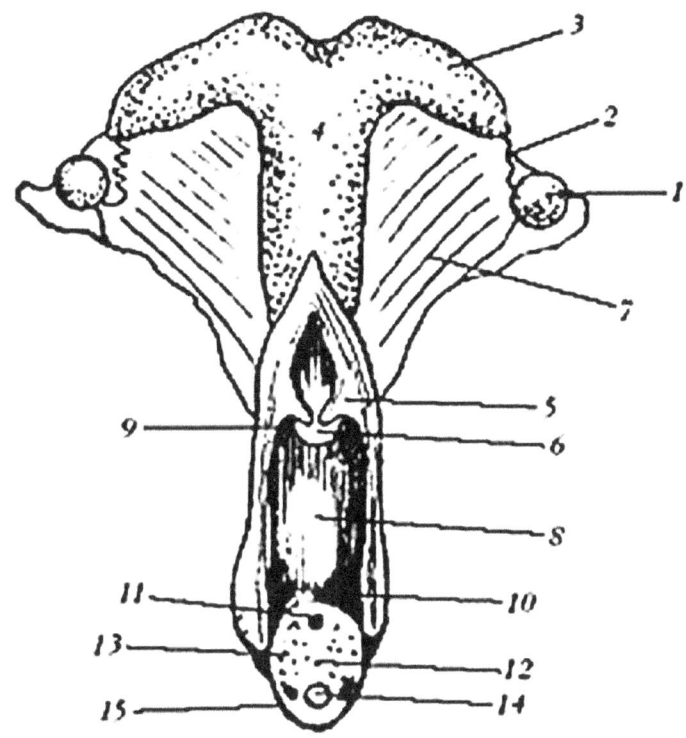

1 – Ovarial – **318541589741**
2 – Eileiter – **589789549641**
3 – Uterushorn – **587491287649**
4 – Uteruskörper – **194851694748**
5 – Uterushals (offen) – **586371318541**
6 – äußere Öffnung des Uterus – **148749189781**
7 – breites Gebärmutterband – **539751898741**
8 – Vagina (offen) – **518531549641**
9 – Scheidenfornix – **318571218911**

10 – Vorhof-Vaginalfalte – **149581219648**
11 – äußere Öffnung der Harnröhre – **859741299871**
12 – Scheidenvorhof – **641501298491**
13 – kleine Vorhofdrüsen – **149891219691**
14 – große Vorhofdrüsen – **897541298589**
15 – Klitoris – **684291298781**

Herzkreislaufsystem – 109674509849
Blutsystem – 539681298749
Lymphsystem – 108541298641

2.4. Besonderheiten der Anatomie des kleinen Hornviehs

Abb. 35 Stati der Ziege

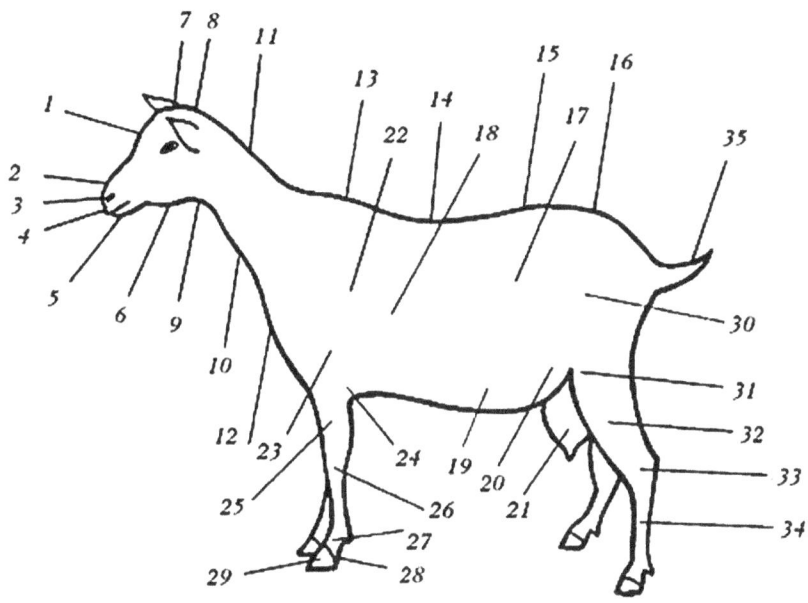

1 – Stirn – **589641298718**
2 – Nase – **316898519681**
3 – Nüstern – **581298681348**
4 – Oberlippe – **859681298491**
5 – Unterlippe – **689751298498**
6 – Kinn – **316894516978**
7 – Wirbel – **539841298497**
8 – Hinterhaupt – **698541298741**
9 – Kehle – **318301219641**
10,11 – Hals – **538718316419**
12 – Brust – **859641219841**
13 – Widerrist – **369851269491**

14 – Rücken – **198749598741**

15 – Lende – **168571219849**

16 – Kruppe – **497897519641**

17 – Hungergrube – **568581218749**

18 – Brustkorb – **149548497861**

19 – Bauch – **128548319617**

20 – Leistenregion – **148781219647**

21 – Euter – **128718539818**

22 – Schaufelbereich – **623148524871**

23 – Schulterbereich – **461217218491**

24 – Bereich des Ellenbogengelenks (Elle) – **586319719841**

25 – Unterarmbereich – **648371218491**

26 – Vorderfußwurzelbereich – **647581219841**

27 – Fesselbereich – **317581217419**

28 – Besenbereich – **478641219849**

29 – Huf – **378681219418**

30 – Oberschenkelbereich – **731849518471**

31 – Kniegelenksbereich (Knie) – **538781289481**

32 – Schienbeinbereich – **316491217819**

33 – Sprunggelenksbereich – **538641298741**

34 – Hintermittelfußbereich – **361894298741**

35 – Schwanz – **538781289671**

Abb. 36. Schädel eines Schafs

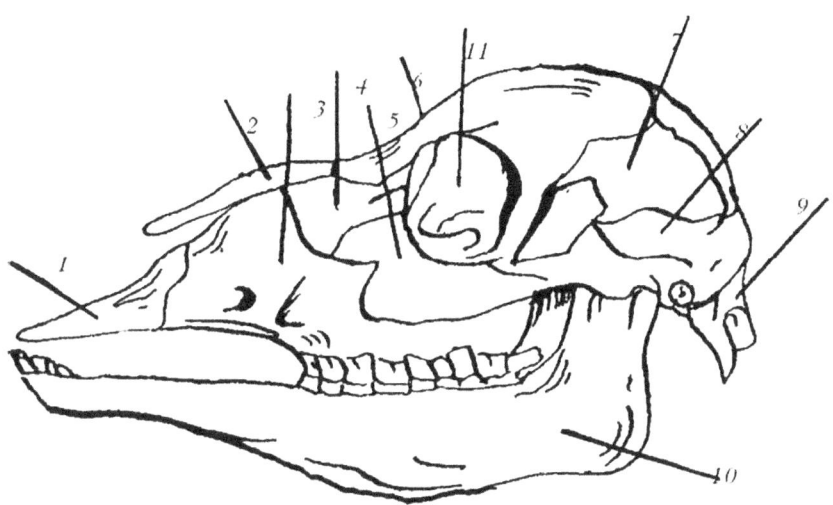

1 – Intermaxillarknochen – **314841218541**
2 – Nasenbein – **539481219647**
3 – Oberkieferknochen – **561498589671**
4 – Tränenbein – **571829826471**
5 – Jochbein – **619731219848**
6 – Stirnbein – **479541289471**
7 – Scheitelbein – **318581218649**
8 – Schläfenbein – **316849519741**
9 – Hinterhauptbein – **316549517218**
10 – Unterkiefer – **148581219647**
11 – Augenhöhle – **361841219481**

Hautmantel – 316849549748

Abb. 37. Struktur der Haut mit Haaren (nach Techwer)

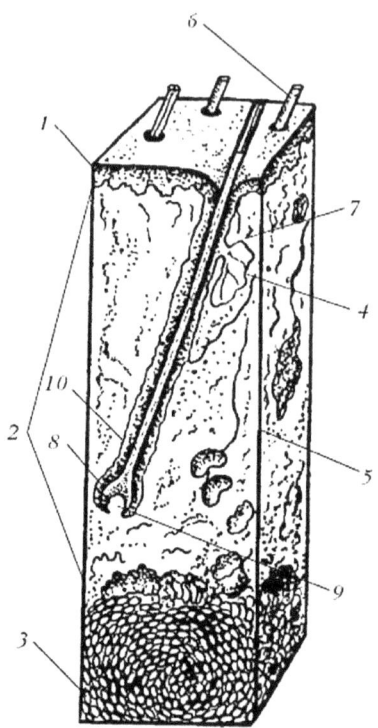

1 – Oberhaut – **194015894516**

2 – Lederhaut – **318647219314**

3 – Subkutanschicht – **589701298419**

4 – Talgdrüsen – **501904219604**

5 – Schweißdrüsen – **318501218419**

6 – Haarschaft – **019849519581**

7 – Haarwurzel – **316898519671**

8 – Haarzwiebel – **179541219648**

9 – Haarpapille – **781148519641**

10 – Haartasche – **316581219719**

Abb. 38. Aufbau der Milchdrüse des kleinen Hornviehs

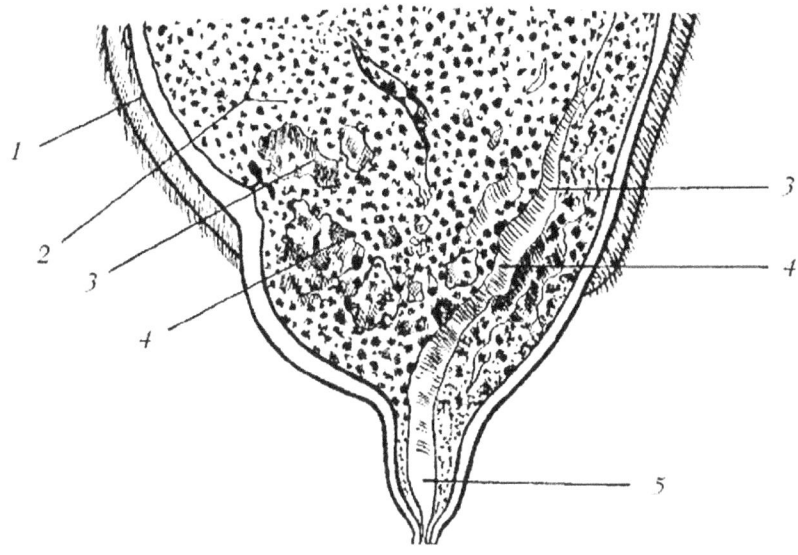

1 – Haut – **537184218498**
2 – Alveole – **148581219741**
3 – Milchgänge – **194851219617**
4 – Milchzisterne – **519821218671**
5 – Strichkanal – **316019516518**

Abb. 39. Struktur des Hufes

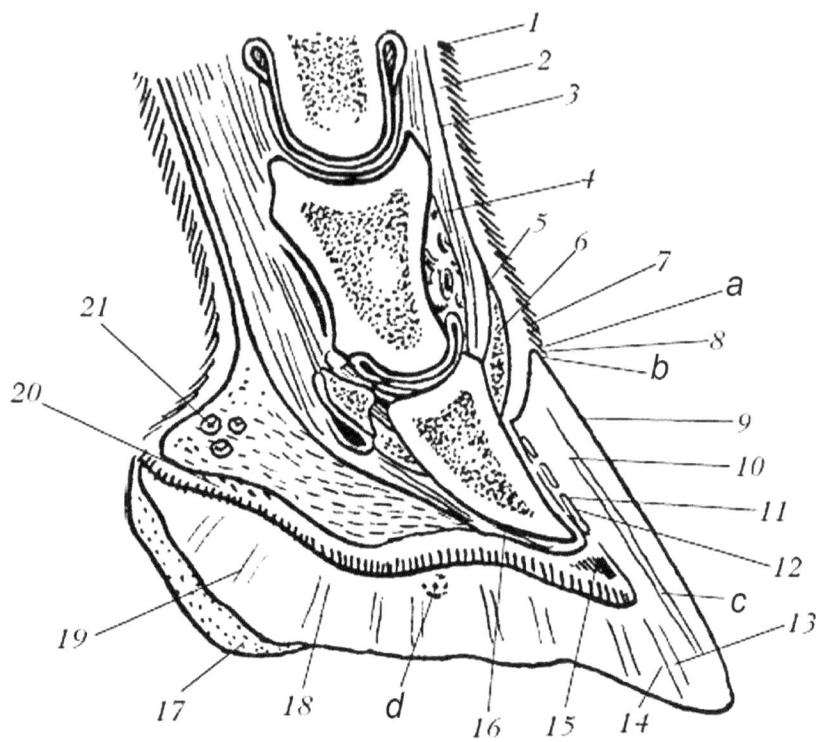

a – Saum – **3198411219848**
b – Besen – **489641219748**
c – Wand – **621218319671**
d – Sohle – **318541219748**
1 – Oberhaut – **894581319648**
2 – Hautbasis – **147548319841**
3 – Subkutanschicht – **789581289479**
4 – Flechse des gemeinen Zehenstreckers –**318541218741**
5 – Subkutanschicht des Saums – **316748517581**
6 – Hautbasis des Saums – **378548648741**

7 – Oberhaut des Saums – **361841219781**

8 – Oberhaut des Besens – **368581298741**

9 – Glasur der Wand – **681319591714**

10 – rohrförmiges Horn – **598781298641**

11 – blattförmiges Horn – **589371298749**

12 – blattförmige Schicht der Hautbasis – **582641298749**

13 – weiße Linie – **149742198641**

14 – Oberhaut der Sohle – **361498561478**

15 – Hautbasis der Sohle – **649871219748**

16 – Knochenhaut – **194891219748**

17 – Oberhaut der Zehenkrume – **721541219744**

18 – Hautbasis der Krume – **316491218541**

19 – Oberhaut der Sohlenballenkrume – **316891918741**

20 – Hautbasis der Sohlenballenkrume – **316841219548**

21 – Subkutanschicht der Sohlenballenkrume – **318542319478**

Nervensystem – 139891298641
Sinnesorgane – 581314318649

Sehorgan – 317514217418

Abb. 40. Horizontaler Augenschnitt

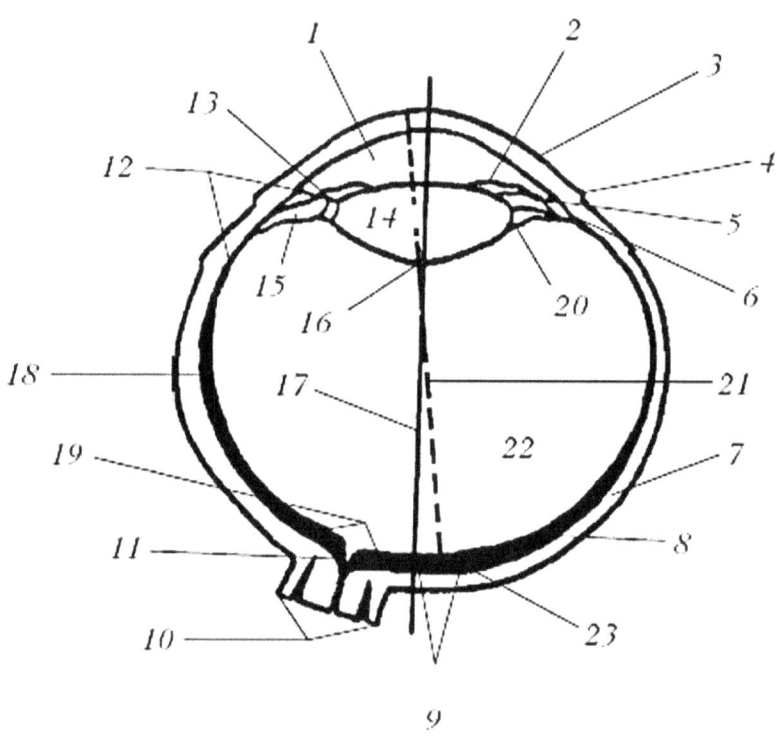

1 – vordere Kammer –**316891216419**
2 – Iris –**584321219741**
3 – Hornhaut – **859748319649**
4 – Bindehaut –**375148598748**
5 – Schlemm-Kanal –**539741298748**
6 – Ciliarmuskel –**894741219841**

7 – Sklera – **316801217214**
8 – Gefäßhaut –**310504210648**
9 – gelber Fleck – **531319619714**
10 – Sehnerv – **317518519718**
11 – Siebbeinplatte – **314801214808**
12 – Ciliarkörper – **689541219748**
13 – hintere Kammer – **016504216419**
14 – Augenlinse – **018549518741**
15 – Ciliarfortsätze – **317581217419**
16 – Hinterlinsenraum – **589781219784**
17 – Sehachse – **648741219848**
18 – Netzhaut – **134016549819**
19 – Sehnervenkopf – **142841214719**
20 – Zonulafasern – **534841234719**
21 – Gesichtsachse – **845649217218**
22 – Glaskörper – **364015294317**
23 – Zentralgrube – **589741298641**

Gleichgewichts-Hörorgan

Abb. 41. Gleichgewichts- und Hörorgane

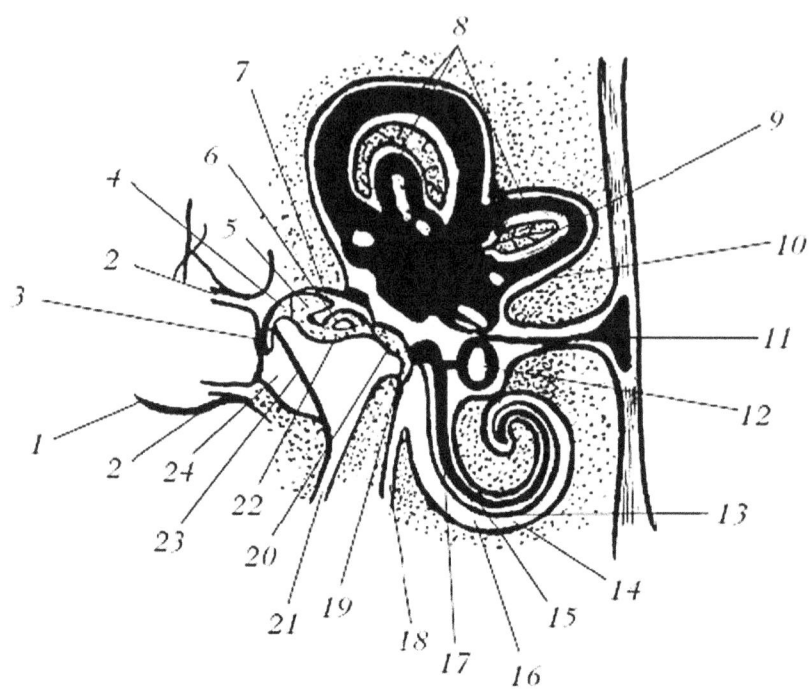

1 – Ohrmuschel – **514217218714**
2 – äußerer Gehörgang – **584298297491**
3 – Trommelfell – **198541298641**
4 – Hammer – **367548298741**
5 – Amboß – **694145298781**
6 – Steigbügelmuskel – **142181219647**
7 – Steigbügel – **841128549647**
8 – Bogengang – **531894291671**
9 – Ovalbeutel – **689541298741**

10 – Gleichgewichtsmacula und Gleichgewichtskamm – **589781298641**
11 – Endolymphgang und Säckchen im Aquaeductus vestibuli – **189781219641**
12 – Rundsäckchen mit Gleichgewichtsmacula – **498791298641**
13 – Schneckenbogen – **539781298741**
14 – häutige Schnecke – **589681298748**
15 – Corti`sches Organ – **318781219648**
16 – Paukentreppe – **149841219878**
17 – vestibulärer Kanal – **364061219841**
18 – Schneckenaquaeductus – **318741219648**
19 – Schneckenfenster – **379851279489**
20 – Promontorium – **148561248981**
21 – Knochenohrtrompete – **185681285648**
22 – linsenförmiger Knochen – **318541518641**
23 – Trommelfellspanner – **898721298741**
24 – Paukenhöhle – **364871274561**

Verdauungssystem – 349581249671

Abb. 42. Verdauungsorgane des großen Hornviehs

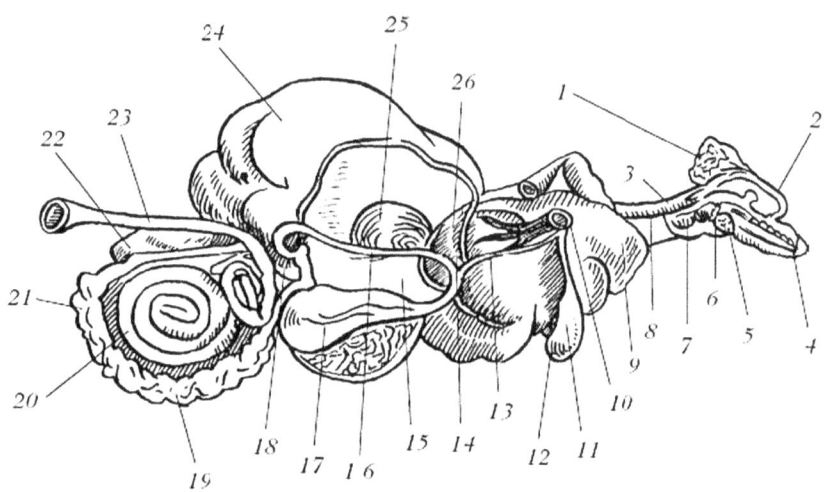

1 – Ohrspeicheldrüse – **318549219741**
2 – Ohrspeicheldrüsengang – **589741298748**
3 – Kehle – **318491218749**
4 – Mundhöhle – **894541298748**
5 – Unterkieferspeicheldrüse – **318491219841**
6 – Laryngen – **316498217581**
7 – Luftröhre – **681219519697**
8 – Speiseröhre – **317548217219**
9 – Leber – **389648318741**
10 – Lebergang – **898648798541**
11 – zystischer Gallengang – **531219811419**
12 – Gallenblase – **316581217419**
13 – Hauptgallengang – **318419519641**
14 – Netz – **317841217418**

15 – Pankreas – **818543318641**
16 – Pankreasgang – **718514218713**
17 – Labmagen – **898795698491**
18 – Zwölffingerdarm – **319514219814**
19 – Leerdarm – **316518319714**
20 – Grimmdarm – **893514219718**
21 – Krummdarm – **318514218717**
22 – Blinddarm – **618714218018**
23 – Mastdarm – **498497518648**
24 – Narbe – **549318317491**
25 – Blättermagen – **589371289481**
26 – Schlundrinne – **538041289641**

Atmungssystem – 309564369841

Abb. 43. Nasenhöhle des Schafes (Längsschnitt)

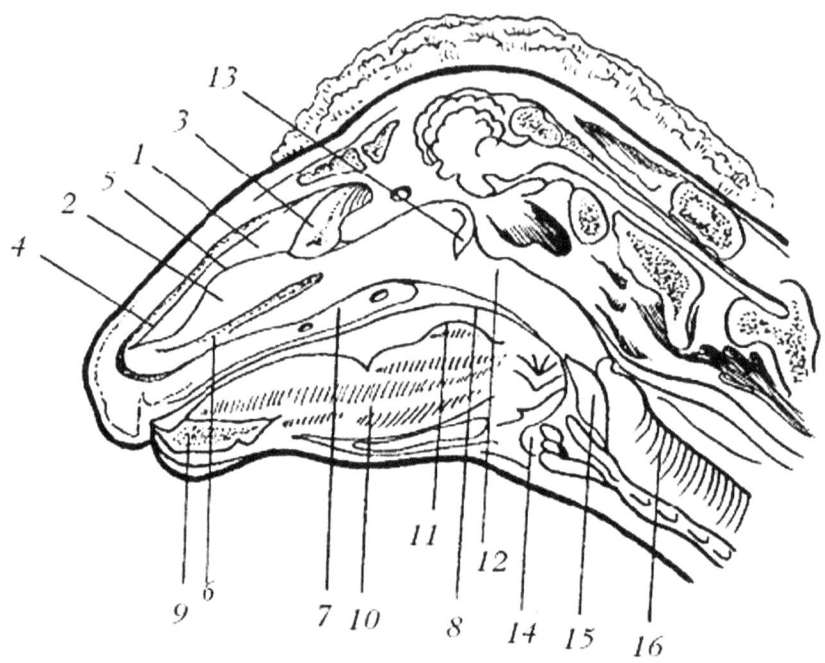

1 – obere Muschel –**314564218741**
2 – untere Muschel – **583821314218**
3 – Labyrinth des Siebbeins – **848541218741**
4 – oberer Nasengang –**589781219641**
5 – mittlerer Nasengang –**369841279851**
6 – unterer Nasengang – **310581204841**
7 – harter Gaumen – **898541298748**
8 – weicher Gaumen – **361218418571**
9 – Unterkiefer – **361841219748**
10 – Zunge –**364581398471**

11 – Mundhöhle –**589641319841**
12 – Kehle –**674812319891**
13 – Loch der Eustachischen Röhre – **814517518648**
14 – Zungenbein – **185741218641**
15 – Laryngen – **589781219784**
16 – Luftröhre – **539681219841**

System der Harnorgane – 531841241919
System der Fortpflanzungsorgane – 539741298748
Genitalien des Männchens – 316841217218

Abb. 44. Struktur des Urogenitalapparates des Männchens des kleinen Hornviehs

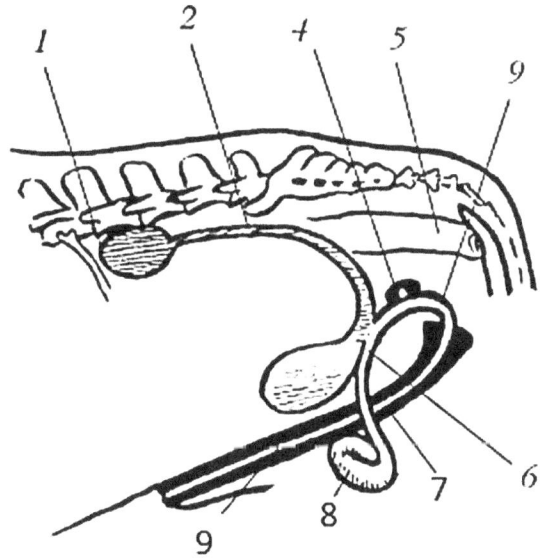

1 – Niere – **198581219648**
2 – Harnleiter – **316849319841**
3 – Harnblase – **601549898744**

4 – Anhanggeschlechtsdrüsen –**318581219784**
5 – Mastdarm – **317014219608**
6 – Samenleiter –**894317219897**
7 – Phallus – **316581219417**
8 – Orchis – **318418519617**
9 – Urogenitalkanal – **319684219874**

Genitalien des Weibchens – 368514218581

Abb. 45. Darstellung der Geschlechtsorgane der Mutterschafe und Ziegen

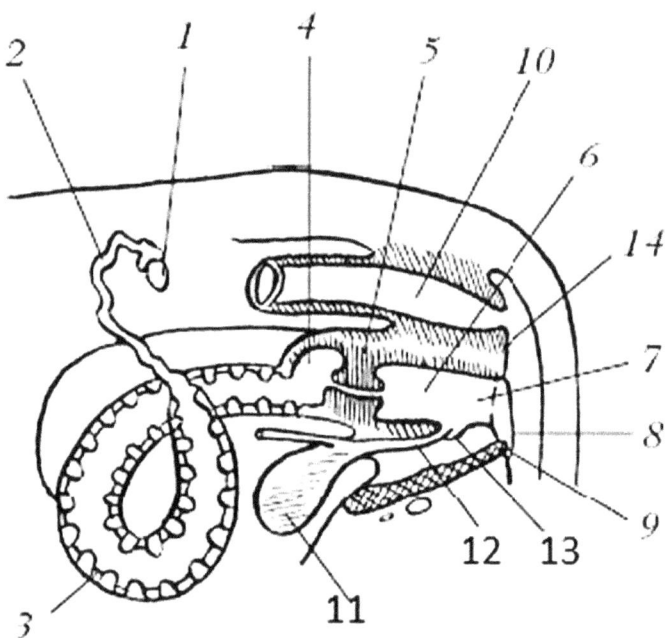

1 – Ovarial – **318518419841**
2 – Eileiter – **518549498741**
3 – Uterushorn mit Karunkel –**539681298741**

4 – Uteruskörper – **367849278541**

5 – Uterushals – **389741289549**

6 – Vagina – **317381219418**

7 – Vaginavorhof – **589681219749**

8 – Vulva – **318549898741**

9 – Klitoris – **859641298781**

10 – Mastdarm – **319789519648**

11 – Harnblase – **318549718581**

12 – Harnröhre – **316498319718**

13 – Harnröhrendivertikel – **318541219614**

14 – Dammbereich – **819541219848**

Herzkreislaufsystem – 895681219741
Blutsystem – 548391589741
Lymphsystem – 019689519849
Inkretdrüsen – 754581298741

2.5. Besonderheiten der Anatomie der Schweine

Abb. 46. Stati des Schweins

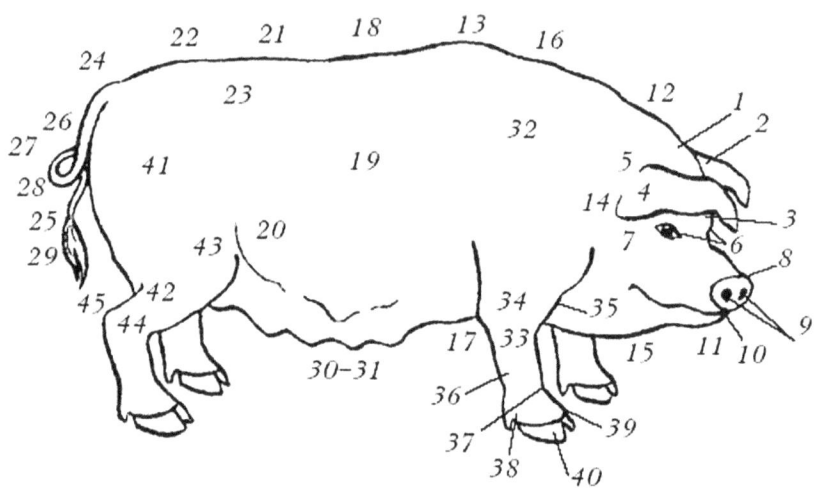

1 – Hinterhauptbeinbereich – **519781219648**

2 – Scheitelbeinbereich – **685498794391**

3 – Stirn – **149851694741**

4 – Ohr – **854016519481**

5 – Schläfe – **318641218419**

6 – Augen und Augenlider – **148541219748**

7 – Backen – **128314218647**

8 – Nase – **121518319647**

9 – Nüstern – **128501004101**

10 – Mund (mit Schnauze oder Schweinerüssel) – **318548549641**

11 – Kinngegend – **318501219641**

12 – Hinterhaupt – **539681219418**

13 – Kamm – **316831218498**

14 – Nackenseite – **019581319489**

15 – Hals – **185641219316**
16 – Widerrist – **185401598608**
17 – Brust – **808498549601**
18 – Rücken – **478541218649**
19 – Bauch oder Wampe – **812314218741**
20 – Leisten- oder Hüftgegend – **318514218617**
21 – Lende – **538014219601**
22 – Kreuzbein – **318105694364**
23 – Darmbeinhöcker – **120119549647**
24 – Schwanzwurzel – **547598989641**
25 – Schwanz – **639741219841**
26 – Anus – **839741298541**
27 – Analschritt – **589361398791**
28 – große Lippen der weiblichen Genitalien – **318721214841**
29 – Schlaufe – **649741298561**
30 – Euter – **689741289064**
31 – beim Mastschwein der Sack mit Vorhaut – **828541219671**
32 – Schulter – **698791298391**
33 – Unterarm – **649741298841**
34 – Elle – **531898538648**
35 – Vorderknie – **375498698541**
36 – Wade – **828941219714**
37 – Schienbeinfesselgelenk – **316318318371**
38 – Fessel – **385610140849**
39 – Besen – **185748519641**
40 – Huf – **894591219748**
41 – Schinken – **531849319641**
42 – Schienbein – **589061219418**
43 – Kniegelenk – **318549618741**

© Г. П. Грабовой, 2003

44 – Srunggelenk – **389581289641**
45 – Ferse – **604014219814**

Stütz-und Bewegungsapparat der Schweine – 219614217318

Abb. 47. Skelett des Schweins – **819314218617**

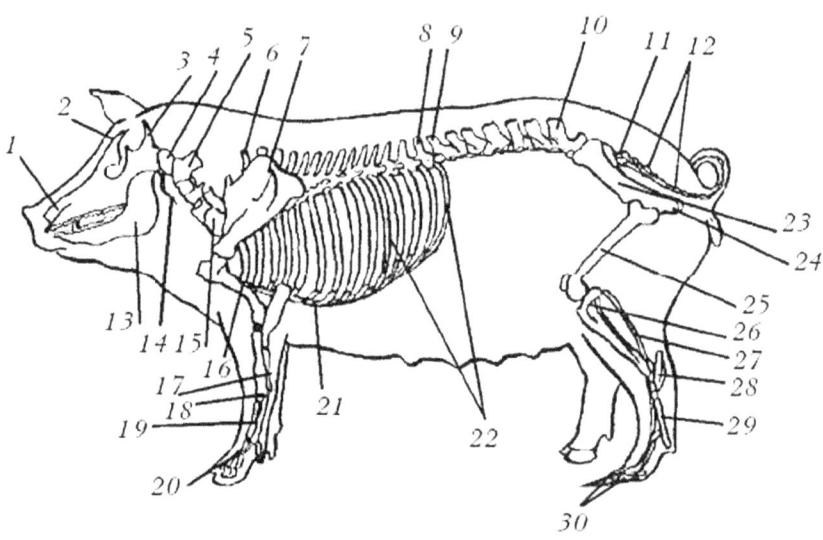

1 – Nasenbein – **519318614917**
2 – Stirnbein – **518316498714**
3 – Hinterhauptbein – **819641319718**
4 – Atlas – **519864518714**
5 – Kamm des zweiten Halswirbels – **617218219481**
6 – erster Brustwirbel (dessen Dornfortsatz) – **314819519671**
7 – Schulterblatt – **389549698748**
8 – vierzehnter Brustwirbel – **516319819714**
9 – erster Lendenwirbel – **689541298741**
10 – siebter Lendenwirbel – **318546218517**

11 – Kreuzbein – **498641218748**
12 – Schwanzwirbel – **319849219641**
13 – Unterkiefer – **581491219718**
14 – Jugularschößling – **895641295789**
15 – Querrippenfortsatz des sechsten Wirbels – **317318617914**
16 – Oberarmknochen – **519371819419**
17 – Unterarmknochen – **316581219748**
18 – Vorderfußwurzel – **319648719841**
19 – Vordermittelfuß – **831498641781**
20 – Phalangen – **859649798491**
21 – Brustbein – **316218519481**
22 – Rippen – **398641298741**
23 – Darmbein des Beckens – **389689784061**
24 – Sitzbein – **589741298748**
25 – Oberschenkelknochen – **589681298741**
26 – Schienbein – **581214391814**
27 – Wadenbein – **831587319061**
28 – Hinterfußwurzel – **318491218641**
29 – Hintermittelfuß – **514219584371**
30 – Phalangen – **896581298647**

Abb. 48. Schädel des Schweins – **514216319814**

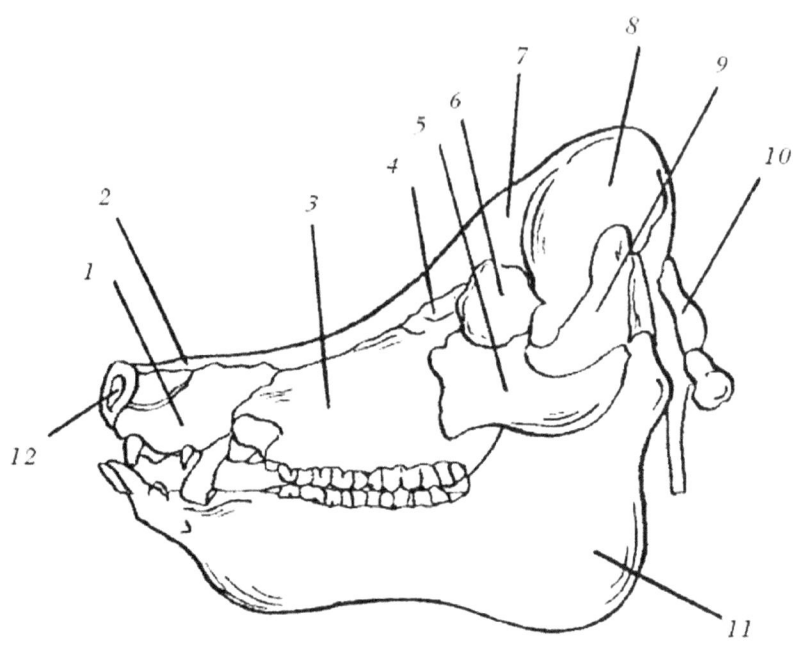

1 – Intermaxillarknochen – **581214319016**
2 – Nasenbein – **581314289647**
3 – Oberkieferknochen – **501396589641**
4 – Tränenbein – **401519897471**
5 – Jochbein – **386145319871**
6 – Augenhöhle – **439541298749**
7 – Stirnbein – **512648317581**
8 – Scheitelbein – **584291294681**
9 – Schläfenbein – **317584298741**
10 – Hinterhauptbein – **819671298549**
11 – Unterkiefer – **348751249861**
12 – Rüsselknochen – **509681298749**

Abb. 49. Skelett der Hinterhand des Schweins – **318541219648**

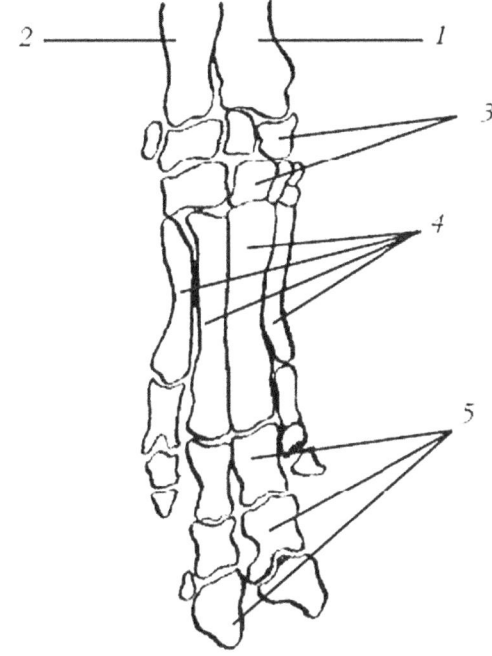

1 – Speichenbein – **531841291647**
2 – Ellbein – **531014298647**
3 – Fußwurzelknochen – **381582498741**
4 – Mittelhandknochen – **683149584961**
5 – Phalangen – **341216895741**

Hautmantel – 318561218741

Abb. 50. Hautstruktur des Schweins

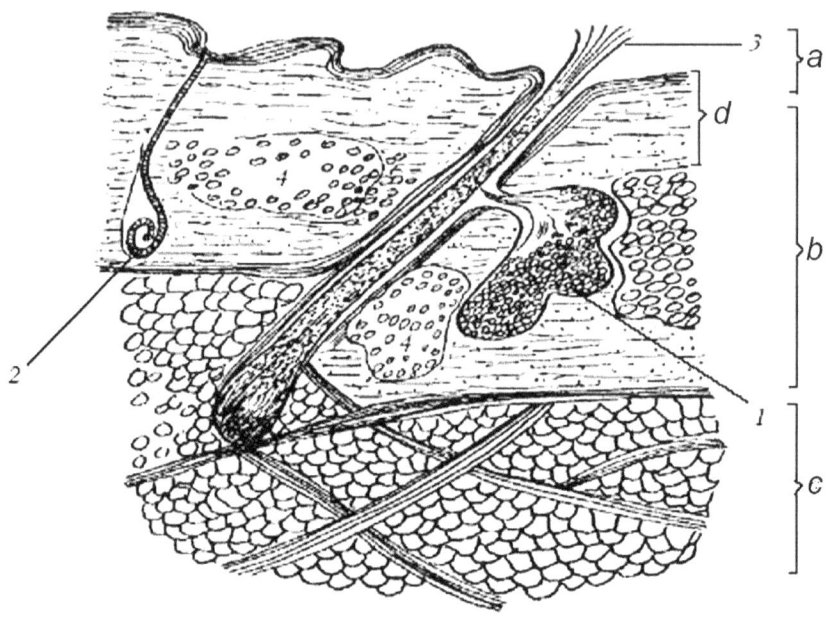

a – Oberhaut – **301684201798**
b – Lederhaut – **384061294891**
c – Subkutanschicht (Hautbasis) – **831794294861**
d – subepidermale Papillarschicht – **501890196498**
1 – Talgdrüse – **318781298641**
2 – Schweißdrüse – **318549818647**
3 – Borsten – **168581298491**
4 – Fettgewebe in der Dermis – **385142801648**

Abb. 51. Milchdrüse des Schweins – **310124298641**

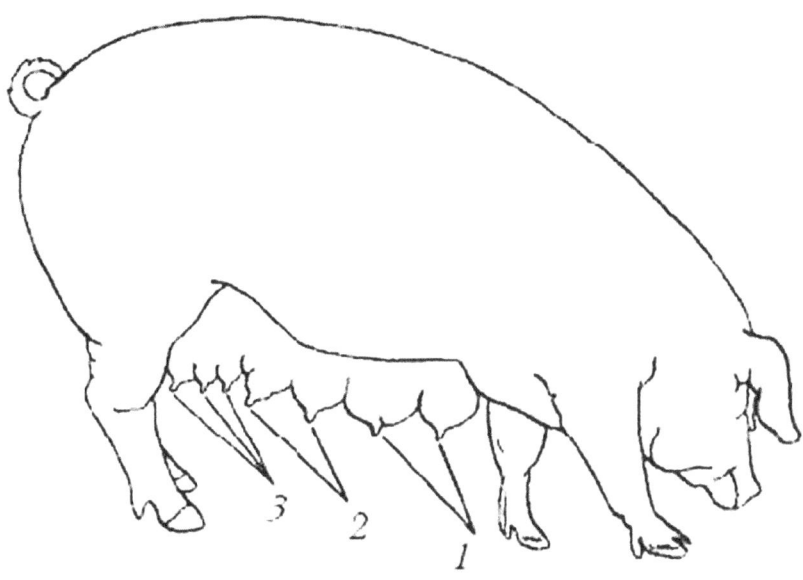

1 – Brustmilchdrüsen – **318371216498**
2 – Bauchmilchdrüsen – **829647298781**
3 – Leistenbrustwarzen – **148641298741**

Abb. 52. Hautbasis (Dermis) der Hufe

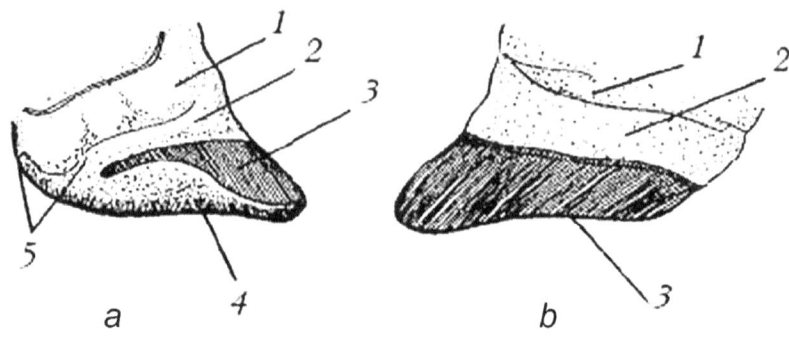

a – Innenseite – **621318498791**
b – Außenseite – **368541298741**
1 – Saum – **894601294898**
2 – Besen mit Papillen – **371489671291**
3 – Seitenwand des Hufes mit Blättchen – **318781219641**
4 – Sohle – **316891749875**
5 – Krume – **168748319647**

Abb. 53. Hufen mit Zehenkrumen des Schweins von der Rückseite

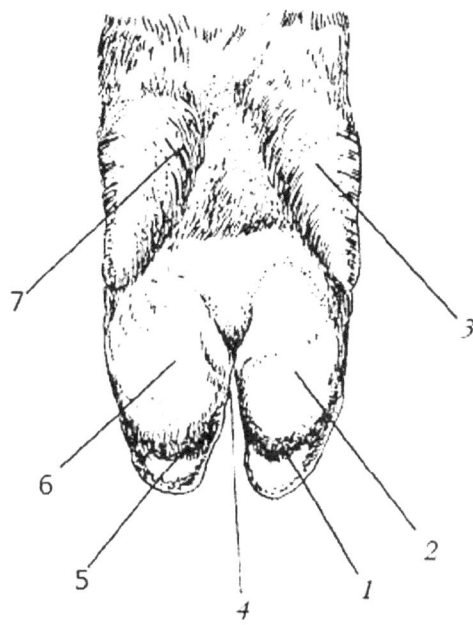

1 – Sohle des dritten Stützzehes – **895641298748**
2 – Krume des dritten Stützzehes – **317548217491**
3 – Huf und Krume des zweiten hängenden Zehes – **728641298748**
4 – Zwischenhufspalt – **897371298641**
5 – Sohle des vierten Stützzehes – **316018217491**
6 – Krume des vierten Stützzehes – **378541298647**
7 – Huf und Krume des fünften hängenden Zehes – **631019231498**

Nervensystem – 895601298749
Sinnesorgane – 829361201016

Sehorgan – 318078598647

Abb. 54. Schema des Aufbaus eines Auges (Horizontalschnitt)

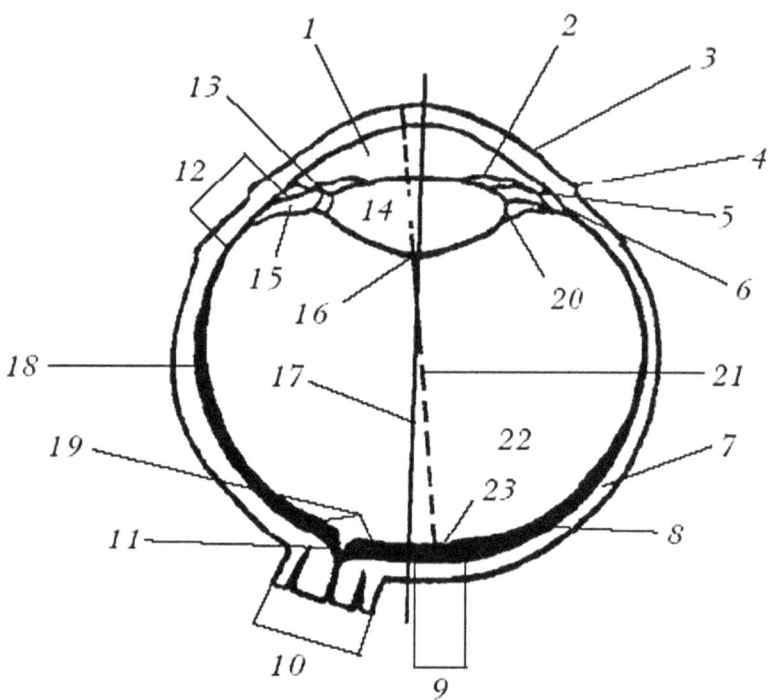

1 – vordere Kammer – **381318298641**
2 – Iris – **499178598641**
3 – Hornhaut – **016584219017**
4 – Bindehaut – **318681298394**
5 – Schlemm-Kanal – **169049298541**
6 – Ciliarmuskel – **893104293681**
7 – Sklera – **401298596381**
8 – Gefäßhaut – **019549219641**
9 – gelber Fleck – **198016297584**
10 – Sehnerv – **854197294647**

11 – Siebbeinplatte – **318748219814**
12 – Ciliarkörper – **601504298671**
13 – hintere Kammer – **501897698741**
14 – Augenlinse – **106498578174**
15 – Ciliarfortsätze – **174541219648**
16 – Hinterlinsenraum – **501894294716**
17 – Sehachse – **897549694761**
18 – Netzhaut – **317218498741**
19 – Sehnervenkopf – **548641219781**
20 – Zonulafasern – **306541209841**
21 – Gesichtsachse – **508781298647**
22 – Glaskörper – **306841209781**
23 – Zentralgrube – **318781219648**

Gleichgewichts-Hörorgan

Abb. 55. Schema der Gleichgewichts-und Hörorgane

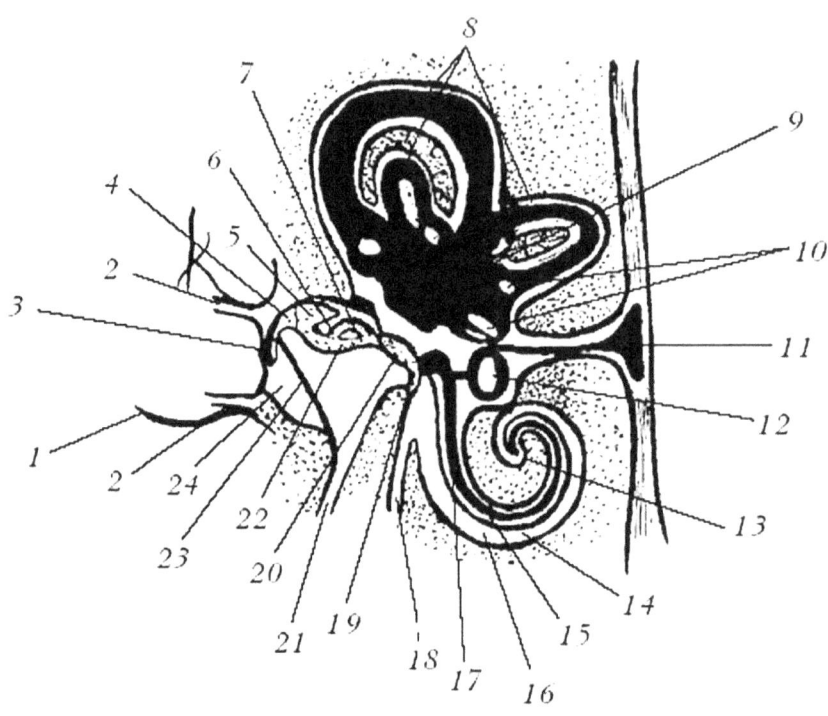

1 – Ohrmuschel – **581684291374**
2 – äußerer Gehörgang – **695894795674**
3 – Trommelfell – **895891298691**
4 – Hammer – **397548297674**
5 – Amboß – **381741291648**
6 – Steigbügelmuskel – **894549794891**
7 – Steigbügel – **198691298744**
8 – Bogengang – **158319218641**
9 – Ovalbeutel – **318581219647**

10 – Gleichgewichtsmacula und Gleichgewichtskamm – **184361294891**
11 – Endolymphgang und Säckchen im Aquaeductus vestibuli – **891319619891**
12 – Rundsäckchen mit Gleichgewichtsmacula – **196041296898**
13 – Schneckenbogen – **109061298641**
14 – häutige Schnecke – **131891219647**
15 – Corti`sches Organ – **894061294519**
16 – Paukentreppe – **314851694781**
17 – vestibulärer Kanal – **316084216549**
18 – Schneckenaquaeductus – **198781298641**
19 – Schneckenfenster – **168501298641**
20 – Promontorium – **371281219641**
21 – Knochenohrtrompete – **509649219841**
22 – linsenförmiger Knochen – **361298591748**
23 – Trommelfellspanner – **895681298743**
24 – Paukenhöhle – **835146298741**

Inkretdrüsen – 381649281731
Verdauungssystem – 497548297641

Abb. 56. Schema des Verdauungssystems des Schweins

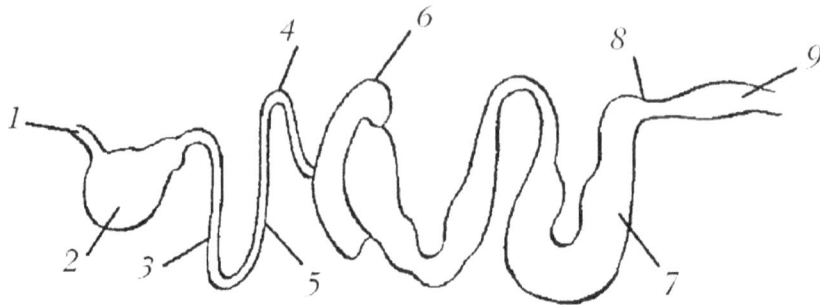

1 – Speiseröhre – **318541208648**
2 – Magen – **318471298548**
3 – Zwölffingerdarm – **164831298749**
4 – Krummdarm – **317581219748**
5 – Leerdarm – **631894291798**
6 – Blinddarm – **197589369891**
7 – Querkolon – **016548098741**
8 – kleines Kolon – **815314219748**
9 – Mastdarm – **316061217249**

Abb. 57. Zunge des Schweins

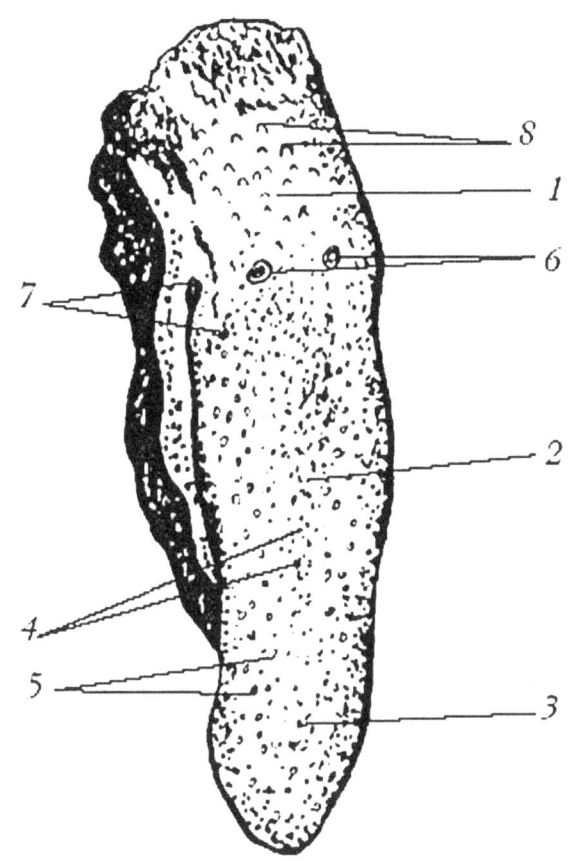

1 – Wurzel – **318501219647**
2 – Körper – **601584290497**
3 – Spitze – **064501290894**
4 – fadenförmige Papillen – **317504897298**
5 – pilzförmige Papillen – **109704249701**
6 – wallförmige Papillen – **139536898749**
7 – Blätterpapille – **364854219878**
8 – kegelförmige Papillen – **316067219875**

Abb. 58. Dach der Mundhöhle des Schweins

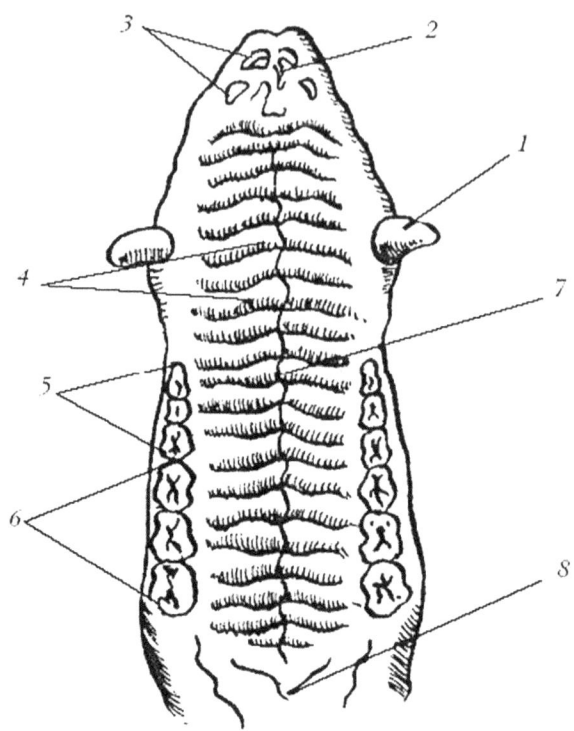

1 – Eckzähne – **539891298497**
2 – Schneidepapille – **838198549641**
3 – Schneidezähne – **318581298631**
4 – Gaumenwülste – **138549298648**
5 – Backenzähne – **101648598749**
6 – Mahlzähne – **018884317138**
7 – Gaumennaht – **131501648741**
8 – Mahlzähne – **138749538647**

Abb. 59. Einhöhliger Magen des Schweins

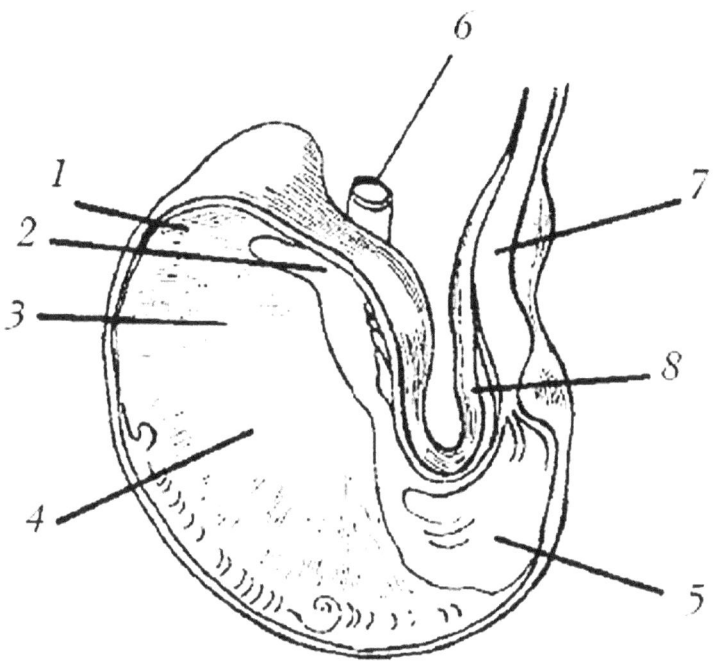

1 – Divertikel – **512601298491**
2 – Divertikeleingang – **509649748941**
3 – Herzteil – **317549217814**
4 – Bodenteil – **601904201818**
5 – Pyrolusgegend – **104895398641**
6 – Speiseröhre – **168081298641**
7 – Zwölffingerdarm – **014581214718**
8 – Pyrolushöhe – **149891298641**

Atmungssystem – 893841298647
System der Harnorgane – 513894213617

Abb. 60. Topographie der Schweinenieren von der ventralen Oberfläche

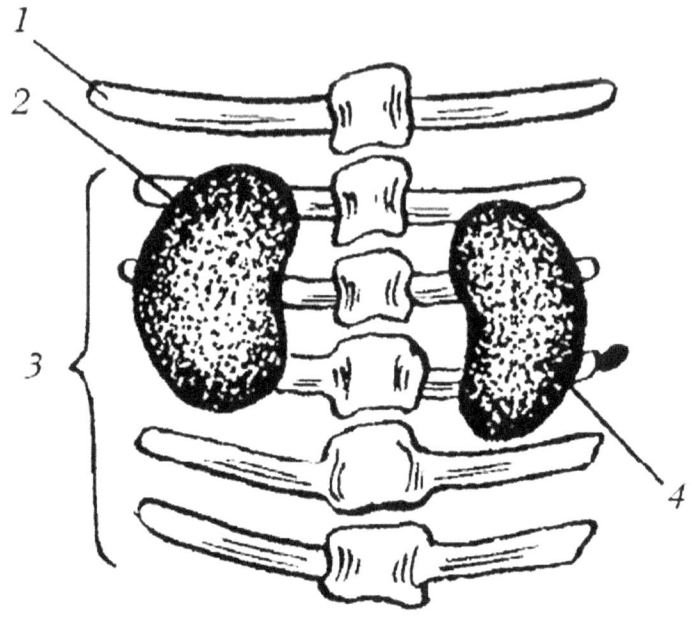

1 – 14-te Rippe – **189316219714**
2 – rechte Niere – **819317219647**
3 – Lendenwirbel – **318894231641**
4 – linke Niere – **714298319741**

Abb. 61. Harnblase und Harnröhre des Ebers

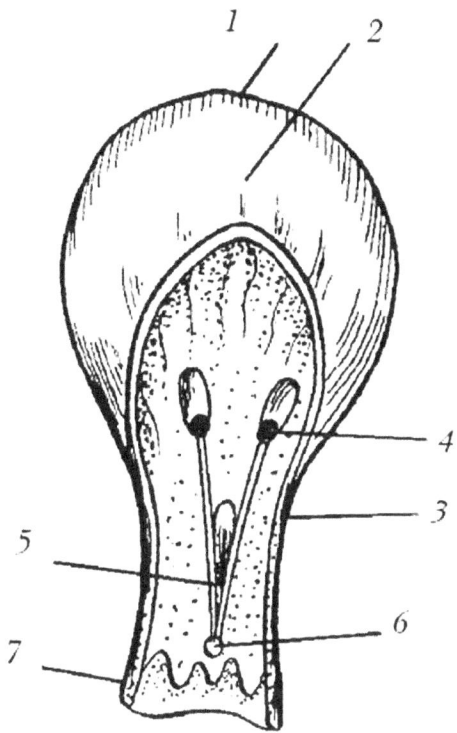

1 – Gipfel – **589371298749**
2 – Körper – **898648598741**
3 – Harnblasenhals – **894061298549**
4 – Harnleiteröffnung – **068541298741**
5 – Harnröhrenkamm – **314018519647**
6 – Samenhügel – **310149298641**
7 – Harnröhre – **210148516381**

System der Fortpflanzungsorgane – 381496598748
Genitalien der Männchen – 513841219647

Abb. 62. Urogenitalapparat des Ebers

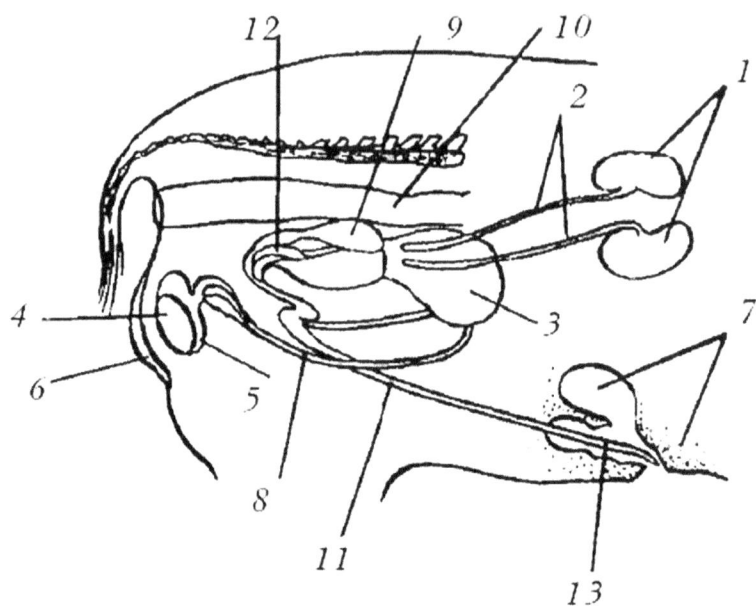

1 – Nieren – **216014219781**
2 – Harnwege – **301848519647**
3 – Harnblase – **314567189496**
4 – Orchis – **371894219848**
5 – Orchisanhang – **378541298641**
6 – Hodensack – **301204964017**
7 – Vorhaut – **501964298749**
8 – Samenleiter – **389741298749**
9 – Bläschendrüsen – **309681209849**
10 – Mastdarm – **016584219017**
11 – Phallus – **309648519671**

12 – Zwiebeldrüse oder Cowper-Drüse – **585316898741**
13 – Kopf oder Schlussstück – **539681298741**

Genitalien der Weibchen

Abb. 63. Urogenitale Organe der Sau

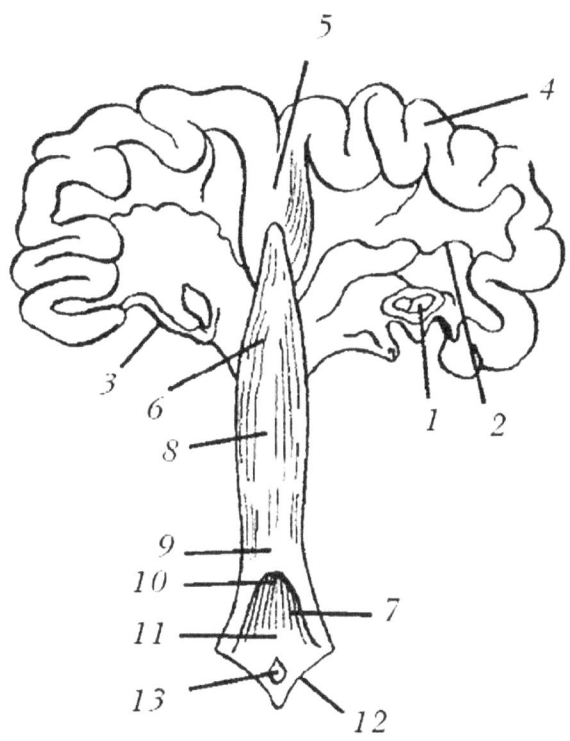

1 – Ovarial – **318548319741**
2 – breites Gebärmutterband – **898371298641**
3 – Eileiter – **839601298647**
4 – Uterushörner – **109689598671**
5 – Uteruskörper – **817539718491**
6 – Uterushals – **589741298589**

7 – Vorhofdrüsenöffnung – **109649519718**
8 – Vagina – **316014219517**
9 – Jungfernhäutchen – **813684217498**
10 – Urogenitalkanalöffnung – **318541219647**
11 – Scheidenvorhof – **014891214619**
12 – Schamlippen – **310148519647**
13 – Klitoris – **815314219671**

Herzkreislaufsystem – 589381219648
Blutsystem – 598741298648
Lymphsystem – 531894298578

2.6. Besonderheiten der Anatomie der landwirtschaftlichen Vögel

Zu den landwirtschaftlichen Vögeln zählen:

Hennen – 193549898641
Enten – 317897598648
Puten –314894798647
Gänse – 319789316541
Strauße – 897589698371

2.6.1 Anatomie der Henne

Abb. 64 Skelett des Huhns

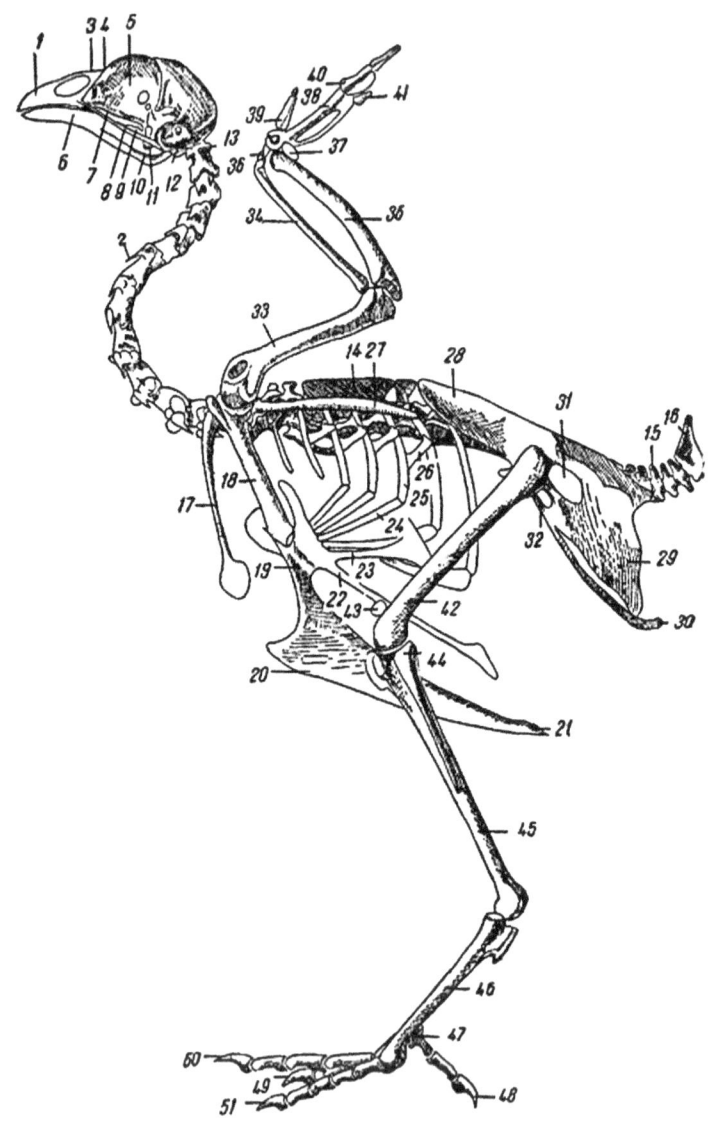

1 - Intermaxillarknochen – **394598397541**
3 - Nasenbein – **819316219741**
4 - Tränenbein – **589721219648**
5 - senkrechte Platte des Siebbeins – **819721216584**
6 - Zahnbein – **371894218795**
7 - Gaumenbein – **319858698741**
8 – quadratischer Wangenknochen – **859749598647**
9 - Flügelbein – **589681298713**
10 - Quadratbein – **501894301604**
11 - Gelenkknochen – **509809694291**
12 - Paukenhöhle – **895601298749**
13 - Atlas– **016019898491**
14 - Brustwirbel – **834549648741**
15 - Schwanzwirbel – **318319649741**
16 - pflugförmiger Knochen – **831019649361**
17 - Schlüsselbein – **848541219749**
18 - Rabenbein – **539681298741**
19, 20, 21, 22, 23 – Brustbein mit Kamm
und Fortsätzen – **318541219647**
24 – Brust-Rippenknochen – **893589798649**
25 - Rippe – **316584318741**
26 - hakenförmiger Vorsprung – **318541219748**
27 - Blatt – **894364218741**
28 - Darmbein – **319014219671**
29 - Sitzbein – **318501219649**
30 – Schambein – **501298601491**
31 - Ischiasöffnung – **368549268741**
32 – verstopftes Loch – **016514217498**
33 - Oberarmknochen – **789581298649**

© Г. П. Грабовой, 2003

34, 35 – Ellbein und Speichenbein – **718549618714**
36, 37 - Vorderfußwurzelknochen – **897594297318**
38 – Vordermittelfußknochen – **316501216948**
39, 40, 41 - 1-er, 2-er und 3-er Flügelzehen – **189754298641**
42 - Oberschenkelknochen – **310149210814**
43 - Knieknochen – **894591294697**
44 – Wadenbein – **893894598791**
45 — Schienbein – **519318619714**
46, 47 - Mittelfußknochen – **513891614918**
48, 49,60,61 - 1-er, 2-er, 3-er, 4-er Zeh- **819641219847**

Hautmantel – 538681298741
Nervensystem – 398754218647
Sinnesorgane – 898648719741
Sehorgan – 318749218641
Gleichgewichts-Hörorgan – 518316298749
Inkretdrüsen – 317291218748
Verdauungssystem – 318541219647
Atmungssystem – 218491219648
System der Harnorgane – 301584298604
Herzkreislaufsystem – 198604298781
Blutsystem – 539851298641
Lymphsystem – 019849219841
System der Geschlechtsorgane – 531801219549

2.6.2. **Anatomie der Gans**

Abb. 65 Struktur der Gans

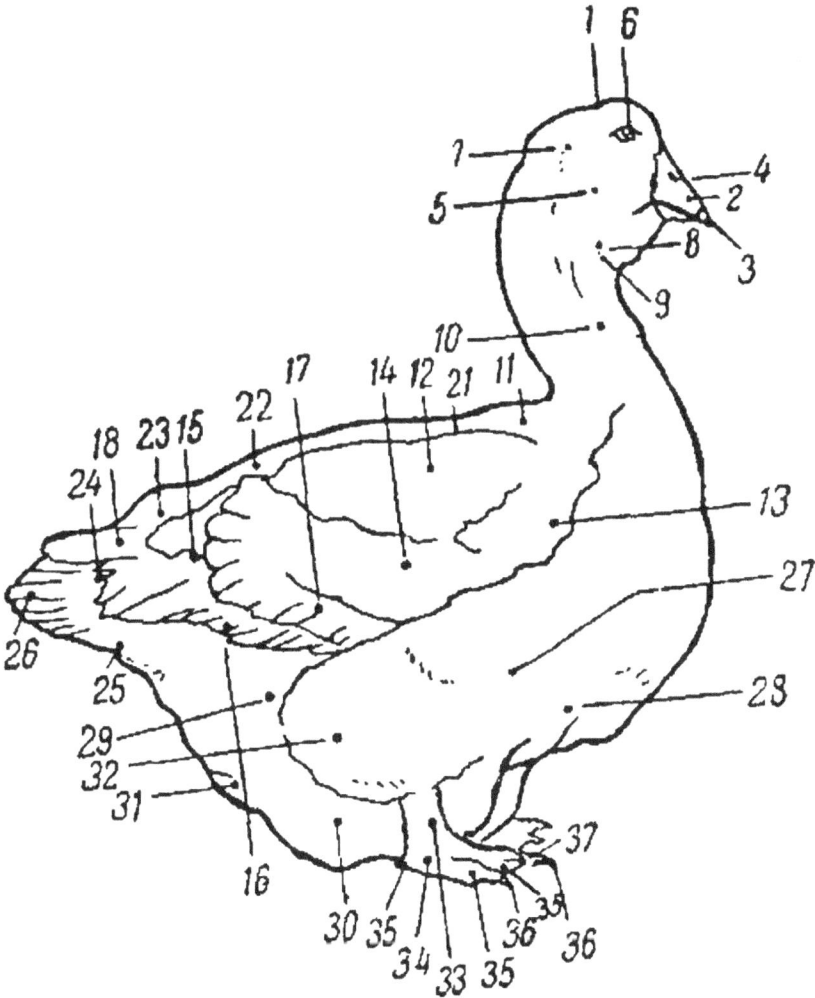

1 – Kopf – **518317219748**
2 – Schnabel – **893854219748**
3 – Kötzer – **838581316498**
4 – Nasenloch – **319834219718**

5 – Backen – **316581217918**
6 – Auge – **317589618417**
7 – Ohr – **508491209648**
8 – Kehle – **016896319741**
9 – Hautfalten, «Beutel» – **318513819714**
10 – Hals – **318501219378**
11 – Kragen – **509604298741**
12 – Schulter – **316064216978**
13 – Frontflügel – **198541298641**
14, 16 und 17 – Deckfedern des Flügels – **310894210517**
15 – Sekundärschwungfedern – **504891298647**
18 – Primärschwungfedern – **580194298647**
21 – Rücken – **571494318912**
22 – Lende – **589061219448**
23 – Steiß – **311514219671**
24 – obere Schwanzdeckfedern – **319614219718**
25 – untere Schwanzdeckfedern – **548391298647**
26 – Schwanzfedern – **518317218641**
27 – Brust – **314061298749**
28 – Brustbein – **316018389641**
29 – Rumpf – **518749218641**
30 – Bauch – **301549298749**
31 – Legebauch – **164089598748**
32 – Schienbeingefieder – **506491209498**
33 – Hintermittelfuß – **019841219648**
34 – Pfote – **064854298741**
35 – Zehen – **098749298681**
36 – Krallen – **508584289741**
37 – Schwimmhäute zwischen den Zehen – **898749298641**

Der Gedanke einer Gans, wie im ganzen auch aller anderen Vögel, rollt vom linken Flügel zum rechten, dann wieder zurück zum linken Flügel. Der nächste Gedanke entsteht wieder im Bereich des linken Flügels. Dieser Mechanismus reguliert die Koordination und Bewegung des Vogels, und der Ort der Entstehung des Gedankens auf der Ebene der Information entspricht der Information der Erschaffung des Vogelkörpers. Dieses Wissen anwendend, kann man durch die Folge der Verschiebung des Gedankens von der linken zur rechten Hand und wieder zurück einen Bereich der Schaffung seines Körpers im Bereich der linken Hand schaffen. Durch die Konzentration auf diesen Bereich mit der Anwendung der Zahlenreihe **2194318198** kann man die Gravitationskonstante in seinem Körper ändern. Dies ermöglicht es, auf der Ebene der Körpergewichtsparameter, welche dem ewigen Leben entsprechen, mit dem Gewichtsparameter des Außenraums auszugleichen, welches das ewige Leben gewährleistet. Ein solcher Prozess aktiviert die Information der inneren Harmonie des ewigen Lebens, welche die Ereignisse des ewigen Lebens realisiert.

Abb. 66 Skelett der Gans

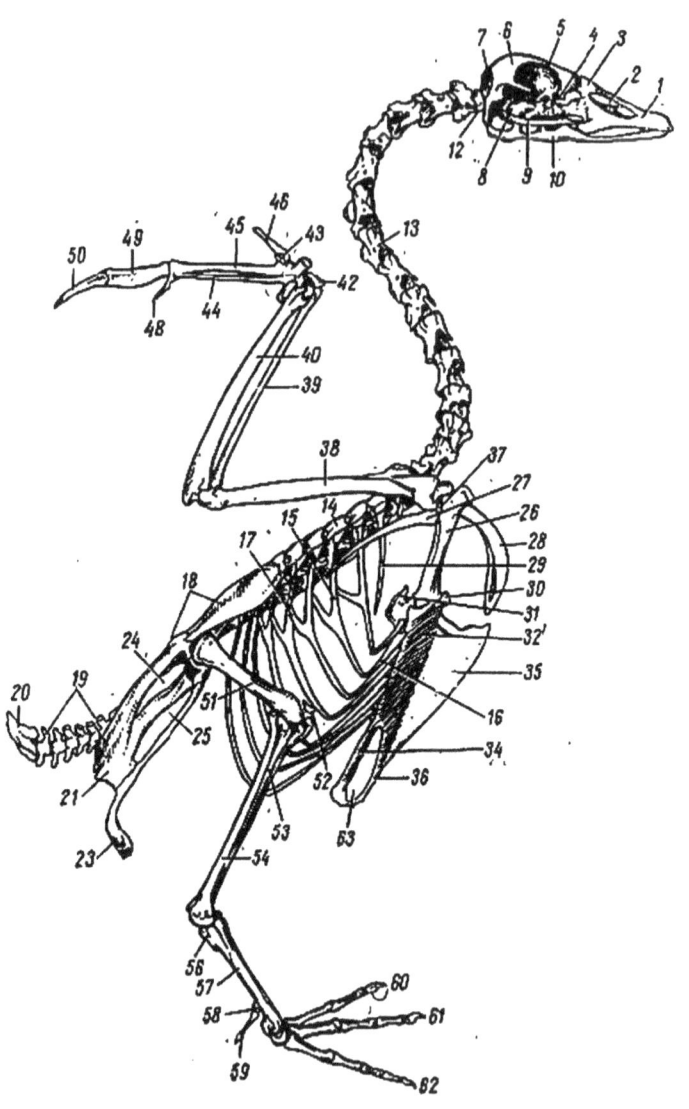

1– Intermaxillarknochen – **517314819501**
2 – Naseneingang – **598641609843**
3 – Nasenbein – **819641219894**

4 – Tränenbein – **894871219648**

5 – Stirnbein – **874391694891**

5 – Scheitelbein – **364381298748**

7 – Hinterhauptbein – **837498648741**

8 – Quadratbein – **501641219489**

9 – Quadratojugale – **501841298647**

10 – Unterkieferbein – **501849201647**

11 – Zungenbein – **019748598641**

12 – Atlas – **316849517291**

13 – Halswirbel – **317549218741**

14 – Brustwirbel – **584291694798**

15 – Wirbelteil der Gesamtrippe – **713518219641**

16 – sternaler Teil der Gesamtrippe – **891549319641**

17 – hakenförmiger Vorsprung – **501645319748**

18 – Darmbein – **501604298741**

19 – Schwanzwirbel – **317541218641**

20 – Steißbein – **016497518741**

21 – Sitzbein – **318549219641**

22 – Sitzbeinfortsatz – **501841298647**

23 – Schambein – **539741298748**

24 – Ischiasöffnung – **019648219741**

25 – geschlossene Öffnung – **078548698741**

26 – Rabenbein – **839641298789**

27 – Blatt – **319689398741**

28 – Schlüsselbein – **589683894791**

29 – falsche Rippe – **016584298749**

30 – Brustbeinhandgriff – **504291294791**

31 – seitlicher kranialer (kostaler) Brustbeinfortsatz – **619831219784**

32 – Körper des Brustbeins – **898741298647**

33 – seitlicher (pektoraler) Brustbeinfortsatz – **501604298741**
34 – hinterer (ventraler) Brustbeinfortsatz – **589749298641**
35 – Brustbeinsporn – **894361294789**
36 – kaudaler Brustbeinfortsatz – **016548 519741**
37 – dreiknöchige Öffnung – **589601298641**
38 – Oberarmknochen – **064501298641**
39 – Speichenbein – **089581298647**
40 – Ellbein – **518317219641**
41 – Vorderfußwurzelspeichenbein – **508604298781**
42 – Vorderfußellbein – **896891298749**
43 – zweiter Vordermittelfußknochen – **518364298741**
44 – dritter Vordermittelfußknochen – **084549298641**
45 – vierter Vordermittelfußknochen – **609894509781**
46 – erste Phalange des II. Zehes – **319749898741**
47 – zweite Phalange des II. Zehes – **369049298781**
48 – erste Phalange des IV. Zehes – **396094598781**
49 – erste Phalange des III. Zehes – **198601298748**
50 – zweite Phalange des III. Zehes – **396049598741**
51 – Oberschenkelbein – **298498797891**
52 – Kniescheibe – **064294298749**
53 – Wadenbein – **894794298741**
54 – Schienbein – **897498598641**
55 – verknöcherter Fesselknorpel – **369749298741**
56 – blockartiger Fortsatz – **897531298641**
57 – Hinterfußwurzelmittelknochen – **893148518361**
58 – I. Mittelfußknochen – **369781298749**
59 – Knochen des I. Zehes – **196934298781**
60 – Knochen des II. Zehes – **396849298781**
61 – Knochen des III. Zehes – **367149298584**

62 – Knochen des IV. Zehes – **937549298791**
63 – Brustbeinfenster – **193014297584**

Abb. 67 Schädel der Gans von der Seite

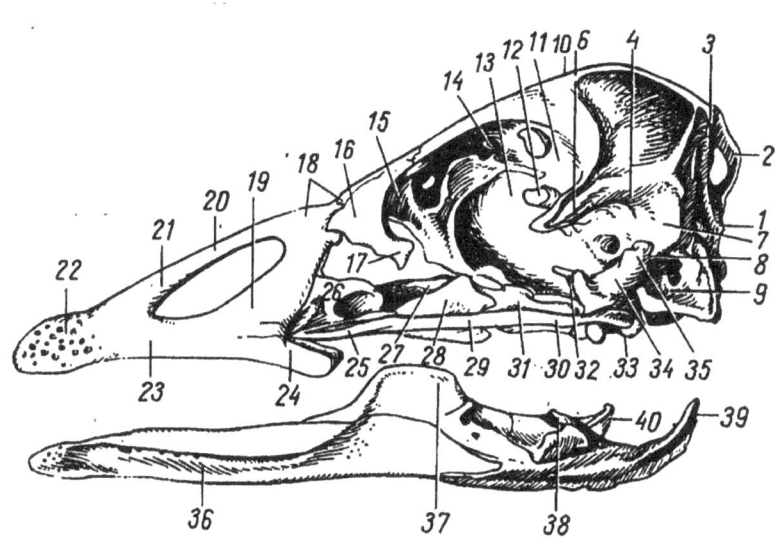

1 – Seitenteil des Hinterhauptbeins – **317849318541**
2 – Hinterhauptschuppe – **839741298748**
3 – Scheitelbein – **831849298749**
4 – Schläfenbeinschuppe – **519741219648**
5 – Backenfortsatz des Schläfenbeins – **601298549748**
6 – Hinteraugensprosse des Keilbeins
und des Schläfenbeins – **539601298498**
7 – Schläfengrube – **316849519741**
8 – Gehörfortsatz des Schläfenbeins – **536841297498**
9 – äußerer Gehörgang – **531041219741**
10 – Stirnbein – **538681298749**
11 – Orbitalteil des Stirnbeins – **368741298497**

© Г. П. Грабовой, 2003

12 – Sehnervöffnung – **649741298549**
13 – Zwischenaugenscheidewand – **318501219648**
14 – Okulomotoriusöffnung – **501848598647**
15 – Siebbein – **317581218647**
16 – Tränenbein – **894791219748**
17 – vorderer Orbitalfortsatz des Tränenbeins – **831549316471**
18 – Nasenbein – **310495489641**
19 – Oberkieferfortsatz des Nasenbeins – **518649319781**
20 – Zwischenkieferfortsatz des Nasenbeins – **514016217218**
21 – Stirnfortsatz des Zwischenkieferknochens – **316014217891**
22 – Zwischenkieferknochenkörper – **368748919781**
23 – Kieferfortsatz des Zwischenkieferknochens – **301219501604**
24 – Oberkieferknochen – **316081219498**
25 – Backenfortsatz des Oberkieferknochens – **315016218749**
26 – Nasenfortsatz des Oberkieferknochens – **318749218751**
27 – Sättel – **364541298782**
28 – Gaumenknochen – **349518019671**
29 – Jochbein – **509641298748**
30 – Quadratjochbein – **516319219841**
31 – Flügelbein – **504091298741**
32 – Orbitalfortsatz des Quadratknochens – **895641298749**
33 – Gelenkfortsatz des Quadratknochens – **508641298749**
34 – Quadratknochenkörper – **501294564316**
35 – Gehörfortsatz des Quadratknochens – **629317498471**
36 – Zahnbein des Unterkiefers – **318538539647**
37 – Kronenfortsatz des Unterkieferknochens – **581647298781**
38 – Gelenkfläche des Unterkieferknochens – **519317219648**
39 – Hinterkieferfortsatz des Unterkiefers – **019781219647**
40 – Innenkieferfortsatz des Unterkiefers – **584371298749**

3. KRANKHEITEN DER LANDWIRTSCHAFTLICHEN TIERE UND DES GEFLÜGELS– 598641317

Infektionskrankheiten der landwirtschaftlichen Tiere – 378319618

Krankheiten der Jungtiere

Salmonellenvergiftung (salmonellosis) – 539641298748 – Infektionskrankheit der Jungtiere der landwirtschaftlichen Tiere und Pelztiere, bei akutem Verlauf gekennzeichnet durch Fieber und Enteritis, und bei chronischem Verlauf durch Lungenentzündung und Gelenkserkrankungen-

Colibakteriose (colibacteriosis) – 319741217 – (Koliinfektion, Kolibazillose, Kolisepsis) – akut verlaufende Krankheit der Jungtiere der landwirtschaftlichen Tiere, tritt auf in Form von Sepsis, Toxämie, Enteritis –

Streptokokkose (streptococcosis) – 894541298 – Infektionskrankheit der Jungtiere der landwirtschaftlichen Tiere, gekennzeichnet durch schwere septische Erscheinungen, Entzündungen der Atemwege, des Gastrointestinaltraktes und der Gelenke. Bei erwachsenen Tieren durch Endomeritis und Mastitis –

Koronavirus Enteritis der Kälber (koronaviridae infection bovis) – 893549619781 – akut verlaufende Krankheit von neugeborenen Kälbern, gekennzeichnet durch viel Durchfall, manchmal mit Schleim und Blut im Stuhl, Austrocknung des Organismus,

Depression und Erschöpfung –

Rotavirusinfektion der Kälber – 364381298748 – (rotaviridae infection bovinum) – akut verlaufende, hochansteckende Krankheit der neugeborenen Kälber, gekennzeichnet durch viel Durchfall, Dehydrierung, Entwicklung von katarrhalischer oder katarrhalisch-hämorrhagische Gastroenteritis und einer hohen Letalität –

Rhinovirusinfektion (bovine rhinovirus infection (rinovirosis)) – 894371218 – von großem Hornvieh, akut verlaufende respiratorische Erkrankung, begleitet von Fieber und Schädigungen der oberen Atemwege –

Reovirusinfektion (reovirus disease of cattle) – 538491217 – tritt auf in Form von Pneumoenteritis in den ersten 3 Lebensmonaten. Bei erwachsenen Tieren verläuft es latent -

Anaerobe Enterotoxämie der Tiere (enterotoxaemia infectiosa anaerobica) – 471298749 – akut verlaufende Krankheit der Kälber, Ferkel, Lämmer, Pelztiere in den ersten Lebenstagen, gekennzeichnet durch hämorrhagische Enteritis, nervöse Erscheinungen und eine allgemeine Intoxikation des Körpers, verursacht durch die Toxine Cl.perfringens –

Pseudomonose (pseudomonosis) – 148647298 – Infektionskrankheit der Jungtiere der landwirtschaftlichen Tiere, gekennzeichnet durch Pneumonien, Diarrhöe, Arthritis. Bei erwachsenen Tieren durch Mastitis, Vaginitis und Endometritis –

Parvovirusinfektion (parvoviridae infection bovis) – 681394571
– latente Infektion, tritt auf bei neugeborenen Kälbern durch Schädigungen des Magen-Darm-Traktes. Es ist festgestellt, dass das Parvovirus durch die Plazentaschranke dringt und dabei die Trophik des Fötus beschädigt, was wiederum Schwangerschaftsunterbrechungen verursacht bei den Kühen und die Schädigung der Verdauungsorgane bei den Kälbern –

Krankheiten, die typisch für mehrere Tierarten sind

Milzbrand (Anthrax) – 314851298 – die Krankheit aller Arten der landwirtschaftlichen und wilden Tiere und ebenso des Menschen verläuft immer akut, gekennzeichnet durch Phänomene der Sepsis, Vergiftung und Bildung von verschieden großen Karbunkeln auf dem Körper.

Tuberkulose (tubeculosis) – 748541217 – chronische Infektionskrankheit der meisten Tierarten und des Menschen, gekennzeichnet durch Bildung von spezifischen Körnchen (Tuberkel) in der Organen und Geweben.

Pseudotuberkulose (pseudotuberculosis) (falsche Tuberkulose) – **389751298** – chronische Erkrankung der Tiere, ähnelt der Tuberkulose nur in pathomorphologischen Veränderungen. Gekennzeichnet durch Bildung von Knötchen in den betroffenen Organen und Geweben.

Mittelmeerfieber (brucellessis) – 194291278 – chronische Infektionskrankheit der Tiere und Menschen. Bei vielen Tieren gekennzeichnet durch Abtreibung und Retention der Plazenta, Orchitis, der Geburt von nichtlebensfähigen Jungen und Unfruchtbarkeit.

Aujeszkysche Krankheit (morbus Aujezky) – 364291781 – akut verlaufende Infektionskrankheit aller Haustierarten und wilden Tiere, gekennzeichnet durch Merkmale von Läsionen des zentralen Nervensystems, Lungenentzündung, Fieber, Juckreiz und Kratzen bei allen Tieren, außer bei Schweinen, Nerzen und Zobeln.

Leptospirose (leptospirosis) – 348491718 – natur-herdige Infektionskrankheit der Tiere und Menschen, die sich durch vorübergehendes Fieber zeigt, Anämie, Hämoglobinurie, Gelbsucht (außer Schweine), Abtreibungen, Mastitis, Geburt von schwachen oder toten Jungtieren, hämorrhagische Diathese, Nekrose der Haut und Schleimhaut, Erschlaffung des Magen-Darm-Traktes, manchmal (bei großem Hornvieh) neuro-meningeale Erscheinungen.

Listeriose (listeriosis) – 539601498 – natur-herdige Infektionskrankheit vieler Tier-und Vogelarten, gekennzeichnet durch Läsion des Nervensystems, Sepsis und Mastitis. Der Mensch ist ebenfalls anfällig für Listeriose.

Pasteurellose (pasteurelesis) – 317581491 – Infektionskrankheit vieler Säugetierarten und Vögel, bei akutem verlauf gekennzeichnet durch Erscheinungen von Septikämie, hämorrhagische Diathese, bei subakuter und chronischer – kruppöse oder katarrhalische Pneumonie, Arthritis, Mastitis, Kerakonjunktivitis, selten Enteritis.

Nekrobakteriose (necrobacteriosis) – 364791891 – chronische Infektionskrankheit, gekennzeichnet durch eitrig-nekrose Läsionen der Haut und der darunter liegenden Gewebe, vorwiegend lokalisiert in den distalen Teilen der Hintergliedmaßen, und in Einzellfällen – in der Mundhöhle, auf den Geschlechtsorganen, den Eutern, Leber, Lungen, Muskeln und anderen Organen und Geweben.

Tularämie (tularemia) – 497531297 – transmissive, natur-herdige Infektionskrankheit, gekennzeichnet durch Septikämie, Fieber, Lymphadentis, Läsionen der Schleimhäute der oberen Atemwege und des Darms, ebenso des Nervensystems. Der Mensch ist sehr sensibel dieser Krankheit gegenüber.

Starrkrampf (tetanus) – 584319647 – akut verlaufende Infektionskrankheit aller Säugetierarten und der Menschen, gekennzeichnet durch erhöhte Reflexerregbarkeit, tonische Kontraktionen der Streckmuskeln unter Einfluss des Toxins Cl. Tetani, der sich an der Eintrittsstelle des Erregers im Körper bildet.

Wurstvergiftung (botulismus) – 197549271 – die Krankheit zählt zu den Toxiinfektionen und ist gekennzeichnet durch Läsionen des zentralen Nervensystems, Lähmungen der Kehlmuskeln, der Zunge, des Unterkiefers und der Skelettmuskeln.

Maul- und Klauenseuche (aphtae epizooticae) – 148681219 – akut verlaufende, hoch ansteckende Viruskrankheit der häuslichen und wilden Zweihufer, gekennzeichnet durch Fieber, Aphtenläsionen der Schleimhäute der Mundhöhle, der Haut, der Euter und der Zwischenhuflücken – bei Jungtieren – durch Läsionen des Myokards und der Skelettmuskeln. Manchmal erkranken Menschen an der Maul-und Klauenseuche, vor allem Kinder.

Tollwut (rabies) – 314891318 – Wasserscheue – akut verlaufende Infektionskrankheit der Warmblüter und der Menschen, gekennzeichnet durch Läsionen des zentralen Nervensystems (ungewöhnliches Verhalten, nicht-provozierbare Aggressionen, Lähmungen, Paralyse usw.).

Pocken (variola) – 819741217 – ansteckende Viruskrankheit der Tiere und Menschen, gekennzeichnet durch Erscheinungen von Fieber, Intoxikation, Bildung von papulöspustulösem Ausschlag auf der Haut und Schleimhaut.

Chlamydiose des großen Hornviehs (chlamidiosis) – 538491647 – ansteckende Infektionskrankheit, gekennzeichnet durch Rhinitis der Jungtiere, Bronchopneumonie, Gastroenteritis, Polyathritis, Kerakonjunktivitis, Enzephalomyelitis, Mastitis und Geburt von-nicht-lebensfähigen Jungen. Der Mensch kann ebenfalls an Chlamydiose erkranken.

Pneumoathritis des großen Hornviehs (pneumoartrhitis bovium) – 318497549 – chronische Infektionskrankheit, hervorgerufen durch Mykoplasma, begleitet von Lungenund Gelenksentzündung bei Kälbern, Entzündungen des urogenitalen Traktes und der Euter bei erwachsenen Tieren.

Keratokonjunktivitis der Kälber (keratoconjunctivitis bovium) – 149541291 – eine Infektionskrankheit der Mykroplasmätiologie, gekennzeichnet durch Tränenfluss, Hornhauttrübung und Blindheit.

Ureaplasmose des großen Hornviehs – 318649741 – eine chronische Krankheit, gekennzeichnet durch Entzündungen der Geschlechtsorgane und Unfruchtbarkeit bei erwachsenen Tieren und Pneumonie bei Kälbern.

Mykroplasmen-Pneumonie der Schafe (mycoplasmosis pneumonia ovium) – 893149298 – eine Infektionskrankheit, begleitet von Husten und Pneumonie.

Enzootische Pneumonie der Schweine – Mykroplasmen-Pneumonie, respiratorische Mykroplasmose, Mykroplasmose der Schweine **(pneumonia enzootica suum) – 649531748** – chronische Infektionskrankheit, gekennzeichnet durch Lungenentzündung, seröse Schicht und Störung der Fortpflanzungsfunktion der Säue.

Polyserositis und Polyarthritis der Schweine (polyserositis, Polyarthritis suum) – 314019681 – eine Infektionskrankheit, hervorgerufen durch Mykroplasmen, gekennzeichnet durch Entzündung der serösen Schicht und Gelenkserkrankungen.

Ureaplasmose der Schweine – 369781217 – eine Infektionskrankheit der Schweine, gekennzeichnet durch Umrausche der Muttersau, Abtreibungen und Totgeburten.

Malioidosis (melioidosis) (Pseudo-Rotz, rotzähnliche Erkrankung, Stanton-Krankheit, Rangoon-Rotz, Fletcher-Krankheit, Pneumoenteritis) **– 316518317** – eine Infektionskrankheit der Tiere und

Menschen, gekennzeichnet durch Fieber, Sepsis, Bildung von Abszessen in der Lunge, der Leber, Milz, Nieren und anderen Organen, auf der Haut –Geschwüre.

Vesikuläre Stomatitis (stomatitis vesiculosa contagiosa) – 618749871 – akute Infektionskrankheit, vor allem bei Huftieren, gekennzeichnet durch Fieber, vesikuläre Läsionen der Mundschleimhöhle, Lippenhaut, des Nasenspiegels, der Euter, Krone und der Zwischenhuflücke.

Q-Fieber (q-febris) – 318571297 – eine natur-herdige zooanthropose Krankheit der Hauswirtschaftlichen- und wilden Tiere und Vögel. Sie wird hervorgerufen durch Rickettsien und verläuft oft ohne Symptome, bei Verschärfung – mit Anzeichen von vorübergehendem Fieber, Läsionen des retikuloendothelialen Systems.

Rickettsiöse (infektiöse) Hydroperikarditis, kurdiose (hydroperi-carditis rickettsiosa (infectiosa)) — infektiöse Herzwassersucht – **513681297** – transmissive, meist akut verlaufende septische Krankheit der Wiederkäuer und Allesfresser. Sie wird begleitet von Fieber, Läsionen des zentralen Nervensystems und Ansammlungen von Flüssigkeiten im Herzbeutel.

Rickettsiöse (infektiöse) Keratokonjunktivitis (keratoconjuncti-vitis rickettsiosa) – 614518318 – eine akut verlaufende Tierkrankheit, vor allem von großem Hornvieh, hervorgerufen durch Rickettsien. Sie wird begleitet von Fieber, katarrhalischer Konjunktivitis und eitrig-ulzeröser Keratitis.

Krankheiten der Wiederkäuer – 519641317

Emphysematöser Karbunkel des großen Hornviehs (gangraena emphysematosa) – 397891648 – akute, nicht ansteckende Infektionskrankheit, gekennzeichnet durch krepitierende Gasschwellungen, Hinken.

Paratuberkulose des großen Hornviehs (paratuberculosis) (paratuberkulose Enteritis, Johne`sche Krankheit) – 819741217 – chronische Infektionskrankheit, die zu Erschöpfung und Tod der Tiere führt, gekennzeichnet durch diffuse Verdickung der Mukosa und Submukosa des Darms mit Bildung von Quer-und Längsfalten, begleitet von einer Störung der Saugfunktion.

Kampylobakteriose der großen Hornviehs (campylobacteriosis, Vibriose) – 318741219 – eine Infektionskrankheit, meist des großen Hornviehs und der Schafe, gekennzeichnet durch Genitalläsionen, Unfruchtbarkeit, Massenabtreibungen und Geburten von nichtlebensfähigen Jungen.

Bösartiges katarrhalisches Fieber (coruza gangrenosa) – 316489714 – akute Infektionskrankheit des großen Hornviehs und der Büffel, gekennzeichnet durch kruppöse Entzündungen der Kopfschleimhäute, Läsionen der Augen und des Nervensystems.

Pest des großen Hornviehs (pestes bovina) – 819318641 – akut verlaufende, hoch ansteckende Krankheit des großen Hornviehs, gekennzeichnet durch ständig hohes Fieber, hämorrhagische Diathese, entzündlich-nekrotische Veränderungen der Schleimhäute des Verdauungstraktes, systemische Läsionen des Lymphgewebes.

BSE (bovine spongiforme Enzephalopathie) – 316891497 – eine langsam fortschreitende Krankheit mit Läsionen des zentralen Nervensystems in Verbindung mit (langsamen) Prioneninfektionen.

Leukose des großen Hornviehs (leukaemia in cattle) – 531489714 – eine chronische Infektionskrankheit von tumorartiger Natur, dessen Hauptgrund ein bösartges Wachstum der blutbildenden Organe mit einer Störung ihrer Reifung ist, als Folge dessen eine diffuse Infiltration der Organe dieser Zellen stattfindet oder Tumore auftreten.

Infektiöse bovine Rhinotracheitis – 318748571 – pustulöse Vulvovaginitis (PVV) — eine akut verlaufende ansteckende Krankheit des großen Hornviehs, gekennzeichnet durch Läsionen der Atemwege, Fieber, Niedergeschlagenheit und Konjunktivitis, bei erwachsenen Tieren zeigt sich ebenfalls eine pustulöse Vulvovaginitis und Balanoposthitis.

Respiratorisch-syntitiale Infektion des großen Hornviehs (infektiöser Husten, Lungenemphysem) **(bovine respiratory suncytial disease) – 589641971** – ansteckende, akut verlaufende Krankheit vor allem von Kälbern. Gekennzeichnet durch Fieber und katarrhalische Entzündungen der Atemwegsschleimhäute, starken Husten, Appetitlosigkeit, Läsionen der Lunge.

Paragrippe-3 des großen Hornviehs (infektiöse Bronchitis, Bronchopneumonie, akute respiratorische Erkrankung der oberen

Atemwege, **parainfluenza-3 bovum**) – 389641971 – eine akute ansteckende Krankheit des großen Hornviehs (hauptsächlich Jungtiere bis zum 6. Monat), gekennzeichnet durch katarrhalisch-ulzeröse Läsionen der Atemwege, Fieber, Niedergeschlagenheit, Anfälle von trockenem und schmerzhaftem Husten, katarrhalische Konjunktivitis.

Adenovirusinfektion des großen Hornviehs (Adenoviruspneumonie der Kälber, Adenoviruspneumoenteritis der Kälber) **(adenoviridae infection)** – 369749781– eine akut verlaufende Krankheit der Jungtiere der landwirtschaftlichen Tiere, gekennzeichnet durch Läsionen der Atemwege, Verdauungsorgane, des Lymphgewebes, Konjunktivitis. Das große Hornvieh ist oft Träger der latenten Adenoviren, die asymptomatische Infektionen hervorrufen.

Virusdurchfall des großen Hornviehs (Schleimhautkrankheit, muköse Krankheit, infektiöse Diarrhöe des großen Hornviehs, infektiöse Enteritis des großen Hornviehs, Durchfall der neugeborenen Kälber) **(diarrhea vizalis bovum)** – 316094571 – eine ansteckende Krankheit vor allem von Jungtieren, gekennzeichnet durch erosiv-ulzeröse Entzündungen der Schleimhäute des Verdauungstraktes.

Papillomatose des großen Hornviehs (bovine papillomatosis) – 894641789 – eine gutartig verlaufende Krankheit, gekennzeichnet durch Warzen auf der Haut, die oft von allein spontan verschwinden.

Rift-Valley-Fieber (rift vallei fever) – enzootische Hepatitis des großen Hornviehs – **539681297** – zoonose, meist akut verlaufende Krankheit der Schafe, Ziegen und des großen Hornviehs, übertragen durch Gliedfüssler und gekennzeichnet durch Fieber, nekrotische Hepatitis, Gastroenteritis, hämorrhagische Diathese, einer hohen Sterblichkeit der Kälber und Lämmer, bei erwachsenen Tieren auch durch Abtreibungen.

Bradsot der Schafe (bradzot) – **386371498** – eine akut verlaufende Infektionskrankheit, gekennzeichnet durch hämorrhagische Entzündungen der Schleimhäute des Labmagens und des Zwölffingerdarms, Degeneration der parenchymatischen Organe, Gasbildung im Verdauungstrakt.

Infektiöse anaerobe Enterotoxämie der Schafe (enterotoxaemia infectiosa anaerobica) – (Syn. – weiche Niere, Graskrankheit u.s.w.) – **894591748** – eine schwer verlaufende Krankheit, zeigt sich durch hämorrhagische Enteritis, nervöse Erscheinungen, Läsionen der Nieren und Anzeichen einer Vergiftung.

Infektiöse Pneumonie der Ziegen (pleuropneumonia infectiosa caprarum) – **649741891** – eine ansteckende Krankheit, hervorgerufen durch Mykroplasma und begleitet von Fieber und kruppöser Pneumonie, serös-fibrinöser Pleuritis.

Infektiöse Agalaktie der Schafe und Ziegen (agalactia infectiosa ovium et caprarum) – **601294708** – eine Infektionskrankheit, die sich zeigt durch Läsionen der Euter, Gelenke, Augen, Stoppung der Milchabsonderung, bei schwangeren Tieren – Abtreibung.

Infektiöse Mastitis der Schafe (mastitis infectiosa ovium) – 894591671 – eine akut verlaufende ansteckende Krankheit – zeigt sich durch gangränöse Läsionen der Milchdrüsen und schwere Intoxikation des Organismus.

Enzootische (chlamydiöse) Abtreibung der Schafe (abortus enzootica ovium) – 314854741 – eine ansteckende, chronisch verlaufende Krankheit des kleinen Hornviehs. Sie wird hervorgerufen durch einen intrazellulären Organismus der Familie Chlamydiacea, der Klasse Ch. psittaci, zeigt sich meist durch Abtreibungen in der letzten Schwangerschaftswoche.

Huffäule (paronychia contagiosa) – 853649781 – eine ansteckende Infektionskrankheit der Schafe und Ziegen, gekennzeichnet durch Mazeration und Entzündung der Haut der Zwischenhuflücke und der Krone, eitrigem Zerfall des Hufhorns und Hinken.

Ansteckendes Ekthym der Schafe und Ziegen (ecthyma contagiosum) – 316898741 – eine Infektionskrankheit, zeigt sich durch Bildung von Knötchen, Bläschen, Pusteln - meist auf der Schleimhaut der Mundhöhle und der Lippenhaut.

Juckblattern des kleinen Hornviehs (chesmus ovium) – 389361871 – eine sich langsam entwickelnde Krankheit der Schafe und Ziegen, die sich zeigt durch Anzeichen einer Läsion des zentralen Nervensystems und Erschöpfung – ein klassischer Vertreter der „subakuten spongiosen transmissiven Enzephalophatie".

Visna-Maedi der Schafe (visna-Maedi) – 589681294 – eine chronisch verlaufende Krankheit der Schafe, begleitet von einer progressiven Läsion des zentralen Nervensystems und Pneumonie mit Todesfällen.

Lungenadenomatose der Schafe (adenomatosis ovium) – 831549671 – eine chronisch erlaufende Krankheit, gekennzeichnet durch eine lange Inkubationszeit und eine progressive Läsion der Lunge mit Wachstum von eisenähnlichen Herden.

Pest des kleinen Hornviehs (pestis ovium et caprarum) – 893894791 – eine akut verlaufende, hoch ansteckende Krankheit der Schafe und Ziegen, gekennzeichnet durch Fieber, hämorrhagische Diathese, ulzerös-nekrotische Stomatitis, katarrhalischhämorrhagische Enteritis, Störung der Funktion des Magen-Darm-Traktes.

Grenzkrankheit (Border-Krankheit, border disease) der Schafe – 589794298 – eine chronische ansteckende Krankheit der Schafsföten, gekennzeichnet durch Veränderung des Haarkleides der Embryonen und neugeborenen Lämmer, durch farblose oder pigmentierte Wollbüschel, Muskelzittern, Pathologie der Myelogenese.

Infektiöses katarrhalisches Fieber der Schafe (febris catarrhalis ovium) («Blauzunge», Blauzungenkrankheit) – 364091291 – eine Infektionskrankheit, die sich zeigt durch Fieberzustände, einer entzündlich-nekrosen Läsion des Verdauungstraktes, der Zunge und degenerativen Veränderungen der Skelettmuskulatur.

Chamydiose des großen Hornviehs (chlamidiosis of cattle) – 504291609 – eine Infektionskrankheit, gekennzeichnet durch Abtreibungen, Endomeritis, Vaginitis, Totgeburten oder Geburt von nicht-lebensfähigen Kälbern, Enzephalomyelitis, Polyathritis, Konjunktivitis, Pneumonie, Enteritis, Mastitis, Orchitis, Urethritis, Balanoposthitis, latenten Verlauf. Die Krankheit kann verlaufen mit unterschiedlichen klinischen Symptomen bei einer Tierart und auch mit denselben klinischen Symptomen bei verschiedenen Tierarten.

Krankheiten der Schweine – 564016291

Klassische Pest der Schweine (classical swine fever – CSF) – 319749891 – eine hoch ansteckende Infektionskrankheit, gekennzeichnet durch Fieber, Läsionen des Blutsystems und des blutbildenden Systems, kruppöse Entzündung der Lungen und einer krupösdiphterischen Entzündung des Dickdarms.

Afrikanische Schweinepest (african swine fever) – 549691897 – eine ansteckende Krankheit, gekennzeichnet durch Fieber, hämorrhagische Diathese, entzündliche oder nekrotische Veränderungen der parenchymatösen Organe.

Reproduktiv-respiratorisches Syndrom der Schweine («Blauohr», RRSS, blaue Abtreibung, enzootische späte Abtreibung der Schweine) – 589794297 – eine Viruserkrankung, gekennzeichnet durch Abtreibungen, Totgeburten, vorzeitiges oder spätes Abferkeln, Läsionen der Atmungsorgane und Verfärbungen der Ohren und anderer Organe.

Parvovirusinfektion der Schweine (parvovirus disease) – 498741297 – eine ansteckende Viruskrankheit, die klinisch nur bei Saumüttern auftritt, und ist gekennzeichnet durch Unrausche, eingeschränkte Fruchtbarkeit, Geburt von mumifizierten Föten und schwachen Ferkeln, und eher weniger durch Abtreibungen.

Virale Gastroenteritis (transmissive Gastroenteritis) der Schweine (Doyle-Hitchings- Krankheit) – **(Transmisille gastroenteritis) – 549741298** – eine hoch ansteckende Viruskrankheit, die sich durch Erbrechen zeigt, schweren Durchfall und eine hohen Sterblichkeit der Ferkel, die nicht älter als 2 Wochen sind.

Schweinegrippe (Schweineinfluenza) – (swine influenza) – 584291641 – eine hoch ansteckende, akut verlaufende Krankheit, gekennzeichnet durch plötzliches Auftreten, schneller Befall vieler Tiere, starkem Fieber und Läsionen der Atmungsorgane.

Enzootische Enzephalomyelitis (encephalomyelitis enzootica cuum) – 589749831 – (Teschener Krankheit, Poliomyelitis der Schweine, infektiöse Paralyse der Schweine) – eine ansteckende Krankheit der Schweine, gekennzeichnet durch Bildung von nichteitriger Enzephalomyelitits und Auftreten von Lähmung.

Vesikuläre Krankheit der Schweine (swine vesicular disease) – 589741218 – eine ansteckende Krankheit, gekennzeichnet durch hohes Fieber, vesikuläre Läsionen der Krone, des Epithels im Bereich der Zwischenhuflücke, der Schnauze, des Hintermittelfußes und Vordermittelfußes.

Gesichtsrose der Schweine (erysipelas suum) – 547291274 – eine Infektionskrankheit, die vor allem Tiere von 3-12 Monaten betrifft, sie verläuft mit Symptomen der Sepsis und entzündlichen Rötungen der Haut.

Atkinobazillare (hämophile) Pleuropneumonie (pleuropheumonia actinobacilus suum) – 548541291 – eine Infektionskrankheit der Ferkel, gekennzeichnet durch hämorrhagische, eitrig-nekrotische Entzündung der Lungen fibröser Rippenfellentzündung.

Hämophilische Polyserositis der Schweine (Glässer-Krankheit) – 541218547 – eine septische Infektionskrankheit der Ferkel im Entwöhnungsalter, gekennzeichnet durch serösfibröse Entzündungen des Herzbeutels, des Rippenfells, des Bauchfells, der Gelenke und nicht eitiger Meningoenzephalitis.

Bordetellainfektion der Schweine (Bordetellose, Bronchosepsis) – 531684271 – eine chronische Infektionskrankheit der Schweine, gekennzeichnet durch katarrhalisch-eitrige Entzündung der Lungen und Atemwege, begleitet von Trockenhusten, Wachstums- und Entwicklungsstörungen. Bei einer Co-Infektion der Erreger der Bordetellainfektion und der Pasteurellorose entwickelt sich eine atrophische Rhinitis, der eine Form von Spätmanifestationen von Bordetellose ist.

Epidemische Diarrhöe der Ferkel (womiting and wasting disease in piglets) – 894571297 – eine akute Infektionskrankheit, vor allem bei Ferkeln, die älter sind als 4-5 Wochen, zeigt sich durch wässrigen Durchfall.

Yersiniose der Schweine – 581641271 – eine zooantropoose Infektionskrankheit der jungen Schweinchen, gekennzeichnet durch Läsionen des Gastrointestinaltraktes.

Rotavirusdiarrhöe der Schweine (porcine rotavirus infections) – 589741278 – eine Infektionskrankheit der Ferkel im Alter zwischen 3 und 6 Monaten, gekennzeichnet durch die Entwicklung eines Durchfallsyndroms.

Syndrom der multisystemischen postwendenden Erschöpfung der Ferkel (postweaning multisystemie wasting syndrome – PMWS) – 318319617 – eine akute Viruserkrankung der Ferkel-Entwöhner, gekennzeichnet durch Erschöpfung, Atemnot, Pneumonie, Gelbsucht, Durchfall und Störungen des zentralen Nervensystems.

Eperitozoonose der Schweine (eperythzoonosis suis) – 589741291 – eine Infektionskrankheit, gekennzeichnet durch Blutarmut, Hautausschlag, Nekrose der Ohrmuscheln, Wachstums- und Entwicklungsstörungen.

Krankheiten der Pferde – 649749891

Rotz der Pferde (malleus) – 589748541 – eine Infektionskrankheit der Huftiere, gekennzeichnet durch Fieber, Erschöpfung, Entwicklung in den parenchymatösen Organen, meist in der Lunge, auf den Schleimhäuten und der Haut der Rotzknötchen und Geschwüre.

Adenitis der Pferde (adenitis equorum) – 589371481 – eine akut verlaufende Infektionskrankheit der Pferde, gekennzeichnet durch katarrhalisch-eitrige Entzündungen der Schleimhäute der Nasenhöhle und des Rachens, einer eitrigen Entzündung der Unterkieferlymphknoten.

Epizoische Lymphangitis der Pferde (lymphangitis epizootica, Afrikanischer Rotz, Lastomykose) – 369481218 – eine chronisch verlaufende Infektionskrankheit der Huftiere, gekennzeichnet durch Entzündungen der Lymphgefäße der Haut und des Unterhautgewebes mit Bildung von eitrigen Herden und Geschwüren.

Infekt-Anämie der Pferde (anemia infectioza equorum) – 539741891 – akut oder chronisch verlaufende Krankheit der Huftiere, gekennzeichnet durch dauerhaftes oder rezidivierendes Fieber, mehr oder weniger schwerer Anämie während des Fiebers, Störung der Funktion des Herz-Kreislaufsystems und einer langer versteckten Virusinfektion.

Pferdegrippe (grippus equorum) – 581498741 – eine akut verlaufende, ansteckende Infektionskrankheit, gekennzeichnet durch eine katarrhalische Entzündung der oberen Atemwege, Niedergeschlagenheit, kurzem Fieber und krankhaftem Trockenhusten – in schweren Fällen entwickelt sich eine Lungenentzündung.

Rhinopneumonie (virale Abtreibung der Stuten, rhinopneumonia equorums) – 589368491 – eine ansteckende, akut verlaufende Infektionskrankheit der Pferde, gekennzeichnet durch Fieber, Konjunktivitis, eine katarrhalischen Entzündung der Schleimhäute der Atemwege, spontan auftretende Abtreibungen in der zweiten Hälfte der Schwangerschaft.

Infektiöse Enzephalomyelitis der Pferde (encephalomyelitis enzootica equorum, Enzephalitis, IEM) – 368741218 – eine akut verlaufende Viruskrankheit, gekennzeichnet durch Läsionen des zentralen Nervensystems, Erschlaffung des Gastrointestinaltraktes, Gelbsucht.

Afrikanische Pest der Pferde (pestis africana equorum) – 514217218 – eine Viruserkrankung, die akut oder subakut verläuft, gekennzeichnet durch Fieber, Ödeme des Subkutanen Gewebes und Blutungen in den inneren Organen.

Virale Arteriitis der Pferde (arteriitis infectiosa equorum) – 548941217 – eine ansteckende, akut verlaufende Krankheit, die bei Huftieren auftritt und gekennzeichnet ist durch nekrotische Läsionen der kleinen Arterien und Venen, Hyperämie der Schleimhäute, Konjunktivitis, Lichtscheue, Augenlidödemen, Ödemen des Bauchs und der Gliedmaßen, Schwangerschaftsunterbrechung und Niedergeschlagenheit. Die meisten Läsionen sind in den Atemwegen und Verdauungsorganen zu beobachten.

Salmonellose Abtreibung der Stuten (abortus salmonellosus equarum) – 389489717 – eine Infektionskrankheit der bakteriellen Ätiologie, zeigt sich durch Schwangerschaftsunterbrechung und Ausstoßung des Toten oder unreifen Fötus aus der Gebärmutter (Fehlgeburt).

Invasionskrankheiten der landwirtschaftlichen Tiere.
Protozoosen

Anaplasmose (anaplasmosis) des großen und kleinen Hornviehs – 369749891 – eine transmissive Krankheit, gekennzeichnet durch Fieber, Anämie, Erschlaffung des Magen- Darm-Traktes und progressive Abmagerung.

Babesiose (babesios) – 316849748 – das ist eine akut verlaufende Krankheit des großen Hornviehs, gekennzeichnet durch eine Erhöhung der Körpertemperatur, Anämie, Gelbsucht, Hämoglubinurie.

Balantidiose der Schweine (balantidiosis) – 589531648 – eine Protozoen-Krankheit der Schweine, gekennzeichnet durch Schädigungen des Dickdarms. Als Folge entwickeln sich Durchfall, Erschöpfung, Tod des Tieres.

Borreliose (Spirochätose, Treponemose) (borreliosis) – 561894781 – eine transmissive Krankheit der Haus- und wilden Vögel, gekennzeichnet durch Fieber, Niedergeschlagenheit, Blutarmut und nervösen Erscheinungen.

Hystomonose der Vögel (Enterohepatitis, «Schwarzkopf») (histomonosis) – 369781294 – eine Protozoen-Krankheit der Puten, Hühnchen und der Jungtiere einiger Wildvögel, hervorgerufen durch Protozoen der Familie Trichomonadidae.

Cryptosporidiose (cryptosporidiosis) – 587641217 – eine Protozoen-Krankheit, gekennzeichnet durch Läsionen des Darms bei

Jungtieren, begleitet von Durchfall, Appetitlosigkeit, Erbrechen.

Nuttalliosis der Pferde (nuttalliosis) – 548741217 – eine Piroplasmidose, gekennzeichnet durch Temperaturerhöhung, Niedergeschlagenheit, Blutarmut, Gelbfärbung der Schleimhäute, Störung des Herz-Kreislauf- und Verdauungssystems.

Piroplasmose der Pferde (piroplasmosis) – 898741918 – eine akut verlaufende Krankheit, gekennzeichnet durch dauerhaftes, hohes Fieber, Niedergeschlagenheit, Gelbsucht, Blutarmut, Störung des Herz-Kreislauf- und Verdauungssystems, begleitet von Hämoglobinurie.

Sarcocystose der Tiere (sarcocystoses) – 547581641 – eine zoonose Protozoen-Krankheit vieler Tierarten und des Menschen, begleitet von Läsionen der Muskulatur und der inneren Organe.

Beschälseuche (Dourine) (трypanosomosis) – 368581749 – eine Krankheit der Unpaarhufer, hervorgerufen durch Protozoen der Familie Trypanosomidae, gekennzeichnet durch einen chronischen Verlauf, Genitalläsionen, Auftreten von Ödemen, Paresen- Paralysen.

Borreliose (Treponemose, Spirochätose der Schweine) (borreliosis) – 497598741 – eine akut verlaufende Krankheit, gekennzeichnet durch starken Durchfall und nekrotische Veränderungen im Dickdarm und Magen.

Trichomonose des großen Hornviehs (trichomonosis) – **589691317** – eine Protozoen- Krankheit des großen Hornviehs, gekennzeichnet durch frühe Abtreibungen bei Kühen (in den ersten 3-4 Schwangerschaftsmonaten), Vaginitis, Metritis, bei Stieren – Balanoposthitis und Impotenz.

Fransaiellesis des großen Hornviehs (fransaiellesis) – **614514891** – eine Blutparasitenkrankheit des kleinen und großen Hornviehs, gekennzeichnet durch Fieber, Gelbsucht und Hämoglobinurie.

Eimeriose der Kaninchen (eimeriosis) – **369751498** – die am häufigsten verbreitete Krankheit unter Kaninchen, gekennzeichnet durch Schädigung des Darms und der Leber.

Eimeriose (eimeriosis) des großen Hornviehs – **318541291** – eine Protozoen-Krankheit der Jungen im Alter zwischen 1 und 7 Monaten, gekennzeichnet durch extrem akuten Verlauf, begleitet von Enteritis und Anämie.

Eimeriose der Schafe und Ziegen (eimeriosis) – **364091549** – eine Protozoen-Krankheit, tritt überwiegend bei Jungtieren auf, gekennzeichnet durch Schädigung des Darms, Durchfall, Anämie und Erschöpfung der Tiere.

Eimeriose der Vögel (eimeriosis) – **849691788** – eine akute, subakute oder chronische Krankheit der Vogeljungen im Alter von 5 bis 90 Tagen.

Eimeriose der Schweine (eimeriosis) – 589391671 – eine Protozoen-Krankheit, gekennzeichnet durch Schädigungen des Darms, begleitet von Durchfall, Erschöpfung, Tod der Tiere. Besonders schwer trifft es Absatzferkel, Saugferkel können auch betroffen sein, ebenso auch Schweine anderen Alters. Bei erwachsenen Tieren verläuft die Krankheit in den meisten Fällen ohne offensichtliche Anzeichen.

Helminthosen
Nematodosen

Alfotriose der Pferde (alfortiosis) – 514891691 – eine nematodose Krankheit der Pferde mit Anzeichen der Niedergeschlagenheit, Anämie, Störung des Verdauungstraktes, Koliken, Schmerzen der Bauchwände.

Amidostomodose der Vögel (amidostomosis) – 894791218 – eine Krankheit der Haus- und Wildgänse, seltener der Enten, hervorgerufen durch Nematoden der Familie Amidostomatidae, wuchert unter der Kutikula des Muskelmagens der Vögel.

Askararidiose der Hühner (ascaridiosis) – 894591641 – eine Wurmerkrankung der Hühner und anderer Vögel der Gattung Hühnervögel, gekennzeichnet durch Läsionen des Verdauungstraktes und allgemeiner Intoxikation.

Askariose der Schweine (ascariosis) – 589741291 – eine nematodose Erkrankung der Schweine und Wildschweine, gekennzeichnet durch allergische Prozesse, Stoffwechselstörungen, verminderte

Produktivität der Tiere, Tod der Jungen.

Bunostomose der Wiederkäuer (bunostomosis) – 398741291 – nematodose Krankheiten der Wiederkäuer, die akut verlaufen oder chronisch mit Anzeichen von Abmagerung, Anämie und Störungen des Verdauungstraktes.

Heterakidose der Vögel (heterakidosis) – 198681218 – eine Wurmerkrankung der Vögel, hervorgerufen durch Nematoden der Gattung Heterakis, der Familie Heterakidae, wuchert im Dickdarm (Blinddarm) der Hühner, Puten, Fasane und anderer Wildvögel der Ordnung Hühnervögel.

Hystotrichose der Enten (hystrichosis) – 364891718 – eine Wurmerkrankung der Enten, seltener der Hühner, durch Nematoden der Gattung Hystrichis, der Familie Dioctophymidae.

Delafondiose der Pferde (delafondiosis) – 518749891 – eine nematodose Krankheit der Pferde, gekennzeichnet durch Verletzungen der Gefäße durch die Wurmlarven, Störung der Blutströmung, Darminfarkte, Koliken, was nicht selten zum Tod der Tiere führt.

Dictyocaulese der Wiederkäuer (dictyocauleses) – 589741281 – eine nematodose Erkrankung der Tiere, die akut oder chronisch verläuft, mit Anzeichen von Appetitverlust, Husten und Abmagerung.

Drascheiose und Habronematose der Pferde und anderer Tiere (habronematosis, drascheiosis) – 318581491 – Wurmerkrankungen der Pferde und anderer Einhufer, mit Anzeichen von Störungen der Funktion einiger Organe und Systeme des Tieres.

Markakanthorhynchose der Schweine (macracanthorhynchosis) – 585648541 – eine Wurmerkrankung der Schweine, hervorgerufen durch Krätzer der Gattung Macracanthorhynchus, mit Anzeichen von Durchfall, Anämie, Erschöpfung, Funktionsstörungen des Verdauungstraktes.

Metastrongylose der Schweine (metastrongylosis) – 589741217 – eine Invasionskrankheit der Schweine, verläuft akut oder chronisch, mit Anzeichen von Husten, Anämie, Wachstumsrückgang.

Neoaskariose des großen Hornviehs (neoascariosis) – 489713218 – eine nematodose Erkrankung des großen Hornviehs, meist von Kälbern im Alter bis zu 4 Monaten, mit Anzeichen von Appetitlosigkeit, Störungen der Funktion des Magen-Darm-Traktes, nervösen Erscheinungen.

Oxyuriasis der Pferde (oxyurosis) – 894589741 – eine nematodose Erkrankung der Pferde, begleitet von Kolitis, Juckreiz in der perianalen Region und charakteristischen „Schwanzkratzern".

Ollulanose der Schweine (ollulanosis) – 589319748 – eine nematodose Erkrankung der Schweine aller Altersgruppen, gekennzeichnet durch Auftreten von hypertropher Gastroenteritis, verläuft mit Anzeichen von Verdauungsstörungen und Abmagerung.

Onchozerkose des großen Hornviehs (onchocercosis) – 318749841 – eine nematodose Erkrankung, die oft subklinisch verläuft, mit Läsionen des Nuchal- und Magen-Milz-Bandes durch die ausgewachsenen Helminthen, und durch die Larven – der Haut.

Onchozerkose der Pferde (onchocercosis) – 589748381 – eine chronische Krankheit, hervorgerufen durch Biohelminthen der Gattung Onchocerca, mit Läsionen der Hinterhaupt- Dorn-Verbindung oder der Flechse der Fußbeuger.

Paraskariose der Pferde (parascariosis) – 489741218 – eine nematodose Erkrankung mit Anzeichen von Abmagerung, Wachstumsstörungen, Verdauungsstörungen, nervösen Erscheinungen.

Parafilariose der Pferde (parafilariosis) – 316548714 – saisonale Helminthose, gekennzeichnet durch kapillare Hautblutungen im Bereich der Schulterblätter, des Widerrists und des Rückens. Wird im Sommer beobachtet.

Passalurose der Kaninchen (passalurosis) – 894318641 – eine chronische Wurmerkrankung der Kaninchen und Hasen, hervorgerufen durch die Nematoden Passalurus ambiguous der Familie Oxyuridae, der im Dickdarm wuchert.

Polimorphosen der Schwimmvögel (polimorphoses) – 316498741 – Helminthosen der Haus- und wilden Schwimmvögel, hervorgerufen durch Krätzer der Gattung Polymorphus.

Protostrongylidose der Wiederkäuer (protostrongylidoses) – 641849748 – eine nematodose Erkrankung der kleinen Wiederkäuer, zeigt sich durch Abmagerung, Läsionen der Atemwege, Anämie.

Setariose der Tiere (setarioses) – 318549748 – Helminthosen vieler Tierarten (Großes und kleines Hornvieh, Pferde, Esel u.a.), hervorgerufen durch Nematoden der Gattung Setaria der Familie Setariidae, der Untergattung Filariata.

Singamose der Vögel (singamosis) – 318748671 – eine Wurmerkrankung der Vögel, hervorgerufen durch die Nematoden Syngamus trachea, die in der Luftröhre lokalisiert sind.

Streptokarose (streptocarosis) der Enten und diverser Schwimmvögel – 368549741 – hervorgerufen durch Nematoden der Familie Acuariidae der Untergattung Spirurata. Die Nematoden wuchern unter der Kutikula des Muskelmagens der definitiven Wirte.

Spongylose der Pferde (strongylosis) – 589781471 – eine Krankheit der Pferde und anderer Einhufer, hervorgerufen durch die Larve Strongylus equinus, zeigt sich durch Läsionen des Pankreas, Störungen der Funktion des Verdauungstraktes und Abmagerung der Tiere.

Strongyloidosis (strongyloidoses) – 589798471 – nematodose Krankheiten, die akut oder chronisch verlaufen und begleitet werden von Allergien, Verdauungsstörungen und Abmagerung der Tiere.

Thelasiose des großen Hornviehs (thelasiosis) – 587641218 – eine zoonose nematodose Erkrankung mit Anzeichen von Konjunktivitis, Tränenfluss, Hornhauttrübung- und Geschwüre, begleitet von Niedergeschlagenheit, einer geringeren Produktivität der Tiere, oft Verlust der Seefähigkeit.

Tetramerose der Vögel (tetramerosis) – 198671297 – eine Wurmerkrankung der Enten und vielen anderen Vogelarten, begleitet von Läsionen des Magen-Darm-Traktes.

Trichinose der Tiere (trichinellosis) – 894591647 – eine naturherdige Krankheit des Menschen und vieler Tierarten (Fleischfresser, Allesfresser, Nager, Insektenfresser, Meersäugetiere) und mancher Vögel, verläuft akut oder chronisch mit starken allergischen Erscheinungen.

Trichonematidose der Pferde (trichonematidoses) – 501894271 – Helminthosen der Pferde und anderer Einhufer, hervorgerufen durch Nematoden der Familie Trichonematidae, der in den Wänden des Blinddarms und Dickdarms wuchert, mit Anzeichen von Niedergeschlagenheit, Appetitlosigkeit, Koliken, Verdauungsstörungen.

Trichostrongylldosis der Wiederkäuer (trichostrongylidoses) 589741291 – nematodose Erkrankungen, verlaufen häufig in der subklinischen Form mit Anzeichen der Abmagerung, Anämie, Verdauungsstörungen.

Trichozephalose der Schweine (trichocephalosis) – 548741297 – eine nematodose Erkrankung, verläuft meist chronisch mit Anzeichen der Anämie, Niedergeschlagenheit und progressiver Abmagerung.

Trichozephalosen der Wiederkäuer (trichocephalosis) – 501498749 – eine nematodose Erkrankung, verläuft meist akut oder chronisch mit Anzeichen der Niedergeschlagenheit, Appetitlosigkeit, Abmagerung, Anämie und einer Störung der Funktion des Magen-Darm- Traktes.

Filikollose der Vögel (filicollosis) – 501894206 – eine Wurmerkrankung der Haus- und wilden Wasservögel, hervorgerufen durch Krätzer der Gattung Filicollis der Familie Filicollidae, die im Dünndarm wuchern.

Chabertiose der Wiederkäuer (chabertiosis) – 369781274 – eine nematodose Erkrankung der Wiederkäuer mit Anzeichen der Anämie, Appetitlosigkeit, Abmagerung. Bei Lämmern werden oft Todesfälle beobachtet.

Oesophagostomose der Wiederkäuer (oesophagostomoses) – 389741671 – eine nematodose Krankheit, verläuft akut oder chronisch, gekennzeichnet durch Appetitlosigkeit, Abmagerung und Verdauungsstörungen.

Oesophagostomose der Schweine (oesophagostomosis) – 301549674 – eine Invasionskrankheit, überwiegend von ausgewachsenen Schweinen, begleitet von Verdauungsstörungen, Stoffwechselstörungen und Abmagerung.

Trematodosen

Dikrokoeliose der landwirtschaftlichen Tiere (dicrocoeliosis) – 509741217 – eine trematadose Krankheit von überwiegend Wiederkäuern, gekennzeichnet durch Verdauungsstörungen, Abmagerung, Gelbfärbung der Schleimhäute, Ödemen der Wamme und verringerte Produktivität. Pferde, Schweine und andere Tiere können erkranken, ebenso wie der Mensch.

Notokolidose der Vögel (notocotylidoses) – 894591648 – eine trematodose Erkrankung der Schwimmvögel, verläuft mit Läsionen des Magen-Darm-Traktes, meist des Dickdarms.

Paramphistomatidose der Wiederkäuer (paramphistomatidoses) – 581649781 – eine trematodose Erkrankung, gekennzeichnet durch schweren Durchfall, Erschöpfung, Appetitlosigkeit, Schwellungen, Verdauungsstörungen. Es erkranken große und kleine Hornviecher, wilde Wiederkäuer.

Parafasciolopsosis der Huftiere (parafasciolopsosis) – 589741218 – eine trematodose Krankheit der wilden Wiederkäuer, meist der Elche, begleitet von Läsionen der Leber und Erschöpfung der Tiere.

Fasciolose der landwirtschaftlichen Tiere (fasciolosis) – 364589741 – eine trematodose Erkrankung, zoonos, gekennzeichnet durch Verringerung der Produktivität, Ödeme, Anämie, Störung der Verdauungsorganfunktion. Erkranken können große und kleine Hornviecher, wilde Wiederkäuer, Pferde, Schweine und andere Tiere.

Echinostomatidose der Vögel (echinostomatidoses) – 498741291 – Wurmerkrankungen der Wasservögel, hervorgerufen durch Trematoden der Familie Echinostomatidae.

Zestodosen

Anoplocephalidose der Pferde (anoplocephalidoses) – 389749781 – zestodose Krankheiten der Pferde, verlaufen oft in der Sommer-Herbst-Periode mit Anzeichen von Anämie der Schleimhäute, Erschöpfung, Störung der Verdauungstraktfunktion.

Hymenolepidose der Wasservögel (hymenolepidoses) – 689541281 – Wurmerkrankungen der Haus- und wilden Gänse und Enten, hervorgerufen durch Zestoden der Familie Hymenolepididae.

Davaineose der Vögel (davaineoses) – 689781498 – eine Wurmkrankheit der Hühner, Truthähne, Perlhühner und anderer Hühnervögel, hervorgerufen durch Zestoden der Familie Davaineidae.

Diphyllobothriosis der Tiere (diphyllobothriosis) – 587481281 – eine Wurmerkrankung vieler Fleischfresser (Pelztiere), Allesfresser-Schweinen und Menschen. Begleitet von Funktionsstörungen des Verdauungstraktes und einer allgemeinen Intoxikation des Organismus.

Drepanidotaeniose der Vögel (drepanidotaeniosis) – 641289781
– eine Wurmerkrankung der Gänse, begleitet von Funktionsstörungen des Verdauungstraktes und einer allgemeinen Intoxikation.

Moniesiose der Wiederkäuer (moniesioses) – 587491317 – zestodose Krankheiten der Wiederkäuer (meist der Jungtiere), verlaufen akut oder chronisch mit Anzeichen von Appetitlosigkeit, Abmagerung, Durchfall und nervösen Erscheinungen.

Raillietiniose der Hühner (raillietinioses) – 547389671 – Wurmerkrankungen der Hühner, Truthähne und Perlhühner sowie anderer Vögel, hervorgerufen durch Zestoden der Gattung Raillietina der Familie Davaineidae.

Sparganose (sparganosis) – 583194871 – Larven-Zestodose der Wildschweine und anderer Tiere, begleitet von Läsionen des subkutanen Gewebes und des intramuskulären Bindegewebes.

Zenurose (coenurosis) – 681317289 – eine Erkrankung der Schafe, Ziegen, des großen Hornviehs, hervorgerufen durch das Larvenstadium der Zestoden Multiceps multiceps der Familie Taeniidae.

Zystizerkose (Finose) der Schweine und des großen Hornviehs (cysticercosis) – 318541217 – eine zoonose Erkrankung des großen Hornviehs und der Schweine, hervorgerufen durch Larven der Zestoden, die im Muskelgewebe der Tiere wuchern.

Pisiforme Zystizerkose (cysticercosis pisiformis) – 513648371
– eine parasitäre Krankheit der Kaninchen und Hasen, verläuft mit

einer Funktionsstörung der Leber und Erschöpfung.

Echinokokkose (echinococcosis) – 389681371 – eine Wurmerkrankung vieler Tiere und des Menschen, hervorgerufen durch Larven des Echinococcus granulosus der Familie Taeniidae. Der ausgewachsene Bandwurm wuchert im Darm der Fleischfresser. An Larven- Echinokokkose erkranken Schweine, Schafe, Ziegen, großes Hornvieh und andere Tiere sowie der Mensch.

Entomosen

Flöhe – 314894718 – temporäre Ektoparasiten von Säugetieren und Vögeln.

Wolfartiose – 648749851 – eine Invasionskrankheit der Tiere und Menschen, hervorgerufen durch Larven Wolfartfliege bei ihrer Entwicklung in den Wunden, mazerierter Haut oder auf den Schleimhäuten natürlicher Körperöffnungen.

Gastrophilose der Pferde (gastrophilosis) – 689749891 – eine entomose Krankheit, hervorgerufen durch Larven der Magen-Bremsen, gekennzeichnet durch Stomatitis, Pharyngitis, Störung der motorisch-sekretorischen Aktivität des Magen-Darm-Traktes, Erschöpfung.

Hypodermatose des großen Hornviehs (hypodermatosis) – 894591648 – eine chronische Erkrankung des großen Hornviehs, hervorgerufen durch Larven der subkutanen Bremsen der Prozesse in den Bereichen des Wucherns, einer Vergiftung des Körpers mit einer Abnahme der Produktivität der Tiere. Gattung Hypoderma der Familie Hypodermatidae und ist gekennzeichnet durch entzündliche

Geschmeiß – 318649781 – blutsaugende zweiflüglige fliegende Insekten zu denen Mücken zählen, Kriebelmücken, Bartmücken, Bremsen und manche blutsaugenden Fliegen.

Wanzen – 497549871 – Halbflügler, gehören zu der Gattung Hemiptera der Familie Cimecidae. Eine veterinäre Bedeutung haben zwei Arten - Cimex lectularius (bettlägerig), C. Columbarius (Taube).

Mallophagose (mallophagoses) – 369749871 – eine Tierkrankheit, hervorgerufen durch Insekten, die zur Gattung Mallophaga gehören. Die Krankheit verläuft mit Anzeichen von Unruhe, Juckreiz, Aufkratzen der Haut, Haarausfall, Abnahme der Produktivität. Der Name „Haarlinge" ist als Kennwort zu betrachten, weil sie nur im Haarkleid leben, sich aber nicht davon ernähren. Man sollte sie besser Fellinge nennen.

Rhinoestrose der Pferde (rhinoestrosis) – 589648741 – eine chronisch verlaufende Krankheit, deren Entwicklung verursacht wird durch Wuchern der Larven-Bremsen im Nasenhohlraum und derer benachbarten Räume, und wird begleitet von lokalen und allgemeinen pathologischen Erscheinungen.

Simuliidotoxikose (simuliidotoxicosis) – 498741891 – eine Krankheit vieler Tierarten, die auftritt beim Angriff einer hohen

Mückenanzahl. Dabei saugen sie nicht nur Blut, sondern auch Toxine über ihren Speichel ab, die hematrope und neurotrope Eigenschaften haben.

Sinfunkulatose (sifunculatoses) – 589648741 – entomose Krankheiten, hervorgerufen durch Läuse und ist gekennzeichnet durch Unruhe der Tiere, Juckreiz, Dermatitis und Abnahme der Produktivität.

Oestrose der Schafe (oestrosis) – 368749891 – eine entomose Erkrankung der Schafe, die auftritt als Folge der Durchdringung und Entwicklung der Larven-Bremsen in den Frontal- Oberkieferhöhlen, Siebbein, Hohlräumen der Hornfortsätze und ist gekennzeichnet durch Entzündungen der Schleimhäute der oberen Atemwege.

Innere nicht-ansteckende Krankheiten der landwirtschaftlichen Tiere und Vögel Krankheiten des Herz-Kreislaufsystems – 518691218 Erkrankungen des Perikards

Nicht-traumatische Perikarditis (pericarditis) – 819619719 – eine Erkrankung, die gekennzeichnet ist durch Entzündungen des Herzbeutels. Je nach Verlauf kann es akut oder chronisch sein, je nach Verbreitung – begrenzt oder diffus, je nach der Natur des Exsudats – serös, fibrinös, serös-fibrinös, hämorrhagisch, eitrig und eitrig-faulig.

Traumatische Perikarditis (pericarditis traumatica) – 849498371 – eine eitrig-faulige Entzündung des Perikards als Folge von dessen traumatischer Verletzung. Tritt überwiegend beim großen Hornvieh auf, seltener bei Schafen, Ziegen und in Einzelfällen bei anderen Tierarten.

Wassersucht des Herzbeutels (hydropericard) – 516498741 – eine Ansammlung seröser Flüssigkeit (Transsudat) in der Perikardhöhle.

Krankheiten des Myokards – 587489531

Myokarditis (myocarditis) – 618319841 – eine Entzündung des Myokards, gekennzeichnet durch exsudativ-poliferative Prozesse des interstiellen Gewebes und dystrophischnekrotische Veränderungen der Muskelfasern, was zu erhöhter Erregbarkeit und zur Verringerung der Kontraktionsfähigkeit des Myokards führt und

Entwicklung von Herzrhythmusstörungen. Es erkranken alle Arten der landwirtschaftlichen Tiere.

Myokardose (myocardosis) – 839749871 – eine Erkrankung des Herzmuskels ohne entzündlichen Charakter, begleitet von dystrophischen Veränderungen im Myokard und einer Störung der bioenergetischen und Stoffwechselprozesse in ihm. Die Krankheit verläuft mit einer Schwächung der Kontraktionsfähigkeit des Myokards. Sie tritt bei allen Arten der landwirtschaftlichen Tiere.

Myokardiofibrose, Myokardiosklerose – 534891471 – dystrophische Prozesse, die sich entwickeln im Zwischengewebe des Myokards. Verursacht das Wachstum von Fasergewebe, Kardiofibrose genannt, und im Verlauf der Herzkranzgefäße – Kardiosklerose. Diese pathologischen Prozesse begleiten oder erschweren in der Regel die Sklerose der Herzkranzgefäße. Diese Prozesse treten meist bei älteren Tieren auf.

Krankheiten des Endokards – 364849718

Endokarditis (endocarditis) – 749848531 – ein entzündlicher Prozess, der in der inneren Herzhülle verläuft. Der Lokalisierung nach unterscheidet man Klappen- und Parietalendokarditis, dem Verlauf nach – akute und chronische, dem Charakter der pathologischen Prozesse nach – warzenartig oder ulzerös.

Herzfehler (vitiacordis) – 318495681 – morphologische Veränderungen des Klappenapparates des Herzens und Defekte in seiner Entwicklung, begleitet von einer Funktionsstörung der Klappen und Durchdringbarkeit der Herzöffnungen. Die Fehler können angeboren sein oder erworben.

Krankheiten der Gefäße – 368749851

Arteriosklerose (arteriosclerosis) – 539681367 – Läsionen der Arteriole und kleinen muskelartigen Arterien, gekennzeichnet durch eine Verdickung der Gefäßwände mit einer erheblichen Verengung ihrer Zwischenräume oder der Gefäßobliteration mit perivaskulärer Sklerose. Tritt meist bei älteren Tieren auf.

Thrombose der Gefäße (trombosis) – 548368749 – eine vitale Blutgerinnung in den Gefäßzwischenräumen, die dessen volle oder teilweise Verstopfung verursacht.

Krankheiten des Atmungssystems

Krankheiten der Atemwege – 689748371

Rhinitis (rhinitis) – 518364849 – Entzündung der Schleimhaut und der Submukosa der Nase, in schweren Fällen auch Läsionen der Talgdrüsen und Lymphfollikel um die Nase herum. Abhängig von der Entstehung gibt es primäre und sekundäre Rhinitis, je nach Verlauf – akute und chronische, je nach Charakter des Entzündungsprozesses – katarrhalische, eitrige, kruppöse und follikuläre. Es können alle Tierarten erkranken.

Nasennebenhöhlenentzündung (highmoritis) – 398741291 – eine seröse, katarrhalische oder eitrige Entzündung der Schleimhäute der Oberkieferhöhle mit Ansammlung von Exsudaten in ihr. Man unterscheidet akute und chronische Nasennebenhöhlenentzündung, sekundäre und primäre.

Stirnhöhlenentzündung (frontitis) – 519698741 – ein chronischer Katarrh der Stirnhöhle.

Entzündung der Luftsäcke (aerocystitis) – 317589789 – eine akute oder chronische Entzündung der Luftsäcke mit Ansammlung von Exsudaten darin. Man unterscheidet katarrhalische, katarrhlisch-eitrige und eitrig-faulige Entzündungen der Luftsäcke. Es erkranken Pferde.

Laryngitis (laryngitis) – 539689481 – eine Kehlkopfentzündung. Man unterscheidet katarrhalische und kruppöse, akute und chronische. Akute katarrhalische Laryngitis ist eine oberflächliche Entzündung der Kehlkopfschleimhaut, wie auch bei der chronischen Form gibt es signifikante morphologische Veränderungen.

Bronchitis (bronchitis) – 548471298 – eine Entzündung der Schleimhäute und der Submukosa der Bronchien. Es erkranken alle Tierarten, meist Jungtiere oder alte und schwache. Eine massive Verbreitung der Krankheit gibt es bei Jungtieren der großen Hornviecher auf spezialisierten Bauernhöfen und Industriekomplexen der Mastkälber und Zuchtkabinen bei Verstößen der zoologischen Parameter der Haltung. Ferkel und Spanferkel erkranken auch oft in großen Mastbetrieben.

Krankheiten der Lunge – 318498741

Hyperämie und Ödeme (hyperemiae to edema pulmonum) –368541298 – eine Krankheit, gekennzeichnet durch Überfüllung mit Blut in den Lungenkapillaren, gefolgt vom Ausbluten des Blutplasmas in den Alveolenzischenraum und der Infiltration von den Transsudaten des interlobulären Bindegewebes.

Lungenemphysem (emphysema pulmonum) – 364291518 – eine pathologische Vergrößerung und Verbreitung des Lungenvolumens, hervorgerufen durch übermäßige Erweiterung der Alveolen oder der Ansammlung von Luft im interlobulären Bindegewebe. Man unterscheidet alveoläres Emphysem, wenn die Ausbreitung der Lungen aufgrund von der Vergrößerung des Luftinhaltes in den Alveolen geschieht, und interstitielle, wenn die Luft ins Zwischengewebe eindringt.

Bronchopneumonie (bronchopneumonia) – 548649741 – eine Krankheit der Tiere, gekennzeichnet durch eine Entwicklung eines entzündlichen Prozesses in den Bronchen und Alveolen mit Erguss in die hinteren serös-schleimigen Exsudate. Alle Tierarten können erkranken, alle Altersgruppen, vor allem aber die Jungtiere.

Lungengangrän (gangrena pulmonum) – 589641218 – eine Krankheit, gekennzeichnet durch Nekrose und fauligen Zerfall des Lungengewebes. Tritt meist bei Pferden auf, seltener bei anderen Tierarten.

Kruppöse Pneumonie (pneumoniacruposa) – 798641219 – eine Krankheit, gekennzeichnet durch akute kruppöse (fibrinöse) Entzündungen, die ganze Lungenlappen befallen, mit ausgeprägten Symptomen der Allergie und typischen Veränderungen des Stadiums des fibrinösen Prozesses. Die Krankheit tritt größtenteils bei Pferden auf, seltener beim großen Hornvieh und Schafen, sehr selten bei anderen Tierarten.

Brustfellkrankheiten – 316498741

Pleuritis (pleuritis) – 898641219 – eine Entzündung der Pleura. Tritt auf bei allen Arten der landwirtschaftlichen Tiere, am häufigsten bei Pferden.

Brustwassersucht (hydrothorax) 789648591 – keine unabhängige Erkrankung, sondern ein Symptomkomplex vieler Krankheiten, begleitet von einer Ansammlung von Transsudaten in der Brusthöhle. Sie wird oft von Aszites und Herzwassersucht begleitet. Tritt meist bei Pferden auf.

Pneumothorax (pneumothorax) 369581498 – eine Ansammlung von Luft oder Gasen in der Pleurahöhle. Kommt bei allen Tierarten vor, aber vor allem bei Pferden. Bei Pferden kommt nur zweiseitige Pneumothorax vor.

Krankheiten des Verdauungssystems – 516219781

Krankheiten des Mundes, der Kehle, der Speiseröhre

Stomatitis (stomatitis) – 361298741 – das ist eine Entzündung der Mundschleimhaut. Es können alle Haustierarten erkranken, aber meistens das große Hornvieh und Pferde.

Pharyngitis (Pharyngitis) – 898491648 – eine Entzündung der Schleimhaut und der tieferen Schichten der Kehle. Kommt bei allen Haustierarten und landwirtschaftlichen Tieren vor. Hervorgerufen durch das Eindringen in das Gewebe der Kehle und ihren lymphatischen Ring der Mikroorganismen, durch mechanische Verletzungen, Reizung durch chemische Gifte und Medikamente, zu kaltes oder heißes Futter.

Entzündung der Speiseröhre (oesophagitis) – 498317219 – die Krankheit ist gekennzeichnet durch eine Entzündung der Speiseröhrenschleimhaut, die lokal sein kann (begrenzt) oder diffus (verteilt). Meist erkranken Pferde, großes Hornvieh und Schweine.

Speiseröhrenstenose (stenosis oesophagi) – 316498741– die Krankheit ist gekennzeichnet durch eine Verkleinerung der Speiseröhrenöffnung und wird begleitet von dessen Funktionsstörung. Tritt meist beim großen Hornvieh und alten Pferden auf.

Speiseröhrenerweiterung (dilatatio oesophagi) – 518319741– die Krankheit ist gekennzeichnet durch eine Speiseröhrenvergrößerung und wird begleitet von dessen Funktionsstörungen. Kann gleichmäßig sein in der Vergrößerung oder in irgendeiner Richtung in Form eines Divertikels (Haustren). Es kann auch spindelförmig oder zylinderförmig sein.

Speiseröhrenverstopfung (obturatio, S. obturatio oesophagi) – 389741219 – Die Krankheit besteht aus dem Verschluss der Speiseröhrenöffnung durch Fremdkörper oder Futtermasse. Sie kann vollständig oder unvollständig sein. Tritt meist bei großem Hornvieh auf, selten bei anderen Tierarten.

Krankheiten des Vormagens und des Labmagens

Hypotonie und Atonie der Pansen (Vormagen) (hypotonia et atonia rumenis) – 317519648 – ist gekennzeichnet durch eine Verringerung der Anzahl der Kontraktionen (Hypotonie) und einer vollständigen Einstellung der motorischen Funktionen (Atonie) des Pansen, Netzes und des Faltenmagens.

Überfüllung des Pansen (dilatatio ruminis), – 519794891 – eine akut verlaufende Krankheit des großen Hornviehs, seltener von anderen Wiederkäuern, gekennzeichnet durch eine Muskelparese des Pansen. Tritt auf als Folge von Überfütterung, schnelles und gieriges Futtern der Tiere (Kombifutter, Schrot, Wurzelgemüse usw.) und von schnell quellendem Futter im Pansen (Roggen, Gerste, Erbsen usw.). Eine sekundäre Überfüllung des Pansen kann bei einer Atonie der Vormägen und Funktionsstörungen der anderen Verdauungsorgane auftreten.

Akute Tympanie des Pansen (tympania ruminus acuta) – 619784981 – eine sich schnell entwickelnde Aufblähung des Pansen als Folge von vermehrter Gasproduktion mit einer Verminderung oder Einstellung der Gasentweichung.

Azidose des Pansen (acidosis ruminis) (Milchsäureazidose) – 798541298 – die Krankheit ist gekennzeichnet durch eine Ansammlung von Milchsäure im Pansen, einer Verminderung des pH-Wertes des Panseninhaltes zu 4-6 und niedriger, begleitet von verschiedenen Funktionsstörungen der Vormägen, des azidotischen Zustandes des Organismus und einer Verschlechterung des allgemeinen Gesundheitszustandes.

Alkalose des Pansen (alcalosis ruminus) – 894791219 – eine alimentäre Verdauungsstörung in den Vormägen der Wiederkäuer mit subakutem und chronischem Verlauf, gekennzeichnet durch eine Erhöhung des pH-Wertes des Panseninhaltes, Verdauungsstörungen des Pansen, Stoffwechselstörungen, Störungen der Leberfunktion und anderer Organe.

Parakeratose des Pansen (parakeratosis ruminis) – 689741291 – zeigt sich durch übermäßige Verhornung und Atrophie der Papillen, Nekrose, Schleimhautentzündungen und Störungen der Pansenverdauung. Kann einen Massencharakter haben bei intensiver Fütterung des großen Hornviehs.

Traumatische Retikulitis (reticulitis traumatica) – 689741298 – Entzündung der Netzhaut als Folge eines Traumas oder Perforation mit scharfen Gegenständen. Die Krankheit tritt meist beim großen

Hornvieh auf, selten bei Schafen und Ziegen. Bei einer Perforation der Netzhautwand entzündet sich das Bauchfell, es entwickelt sich Retikuloperiotonitis, eine Verletzung des Perikards führt zu dessen Entzündung und der Entwicklung von Retikuloperikarditis.

Verstopfung des Faltenmagens (obstructio omasi) – 518519611
– eine Überfüllung der Zwischenblattnischen durch harte Futteranteile, Sand oder Erde. Meist erkrankt das große Hornvieh.

Entzündung des Labmagens (abomasitis) – 319789481 – eine Entzündung der Schleimhaut und anderer Schichten der Labmagenwand mit akutem oder chronischem Verlauf. Bei Auftreten von Geschwüren und Erosionen im Labmagen spricht man von ulzerös-erosiver Abomasitis. Hauptsächlich erkranken Kälber und Kühe.

Labmagenverlagerung (dislocatio abomasi) – 589398641– eine akut verlaufende Krankheit, gekennzeichnet durch rechts-oder linksseitige Verlagerung des Labmagens. Bei der Linksverlagerung richtet sich der Labmagen kaudodorsal zwischen dem Pansen und der linken Bauchwand aus, bei der Rechtsverlagerung – zwischen der rechten Bauchwand und dem Darm. Meist erkranken hoch produktive Kühe.

Krankheiten des Magens und Gedärme

Gastritis (gastritis) – 539791891 – eine Entzündung der Schleimhäute und der Wand des Magens mit seiner Funktionsstörung.

Geschwürkrankheit des Magens und des Darms (ulcus ventriculus et intestinorum) – 219791819 – ist eine chronische rezidivierende Erkrankung, gekennzeichnet durch die Entwicklung eines Defektes der Schleimhäute mit Bildung von trophischen Geschwüren im Magen und Dünndarm. Außerdem können symptomatische Geschwüre auftreten, die mit anderen Krankheiten verbunden sind. Treten bei allen Tierarten auf.

Krankheiten des Magen und Gedärme mit Auftreten von Koliken bei Pferden

Akute Magenausdehnung (dilatatio ventriculi acuta) – 518319711 – die Krankheit ist gekennzeichnet durch eine übermäßige Ansammlung von Gasen im Magen als Folge von Spasmen des Pylorus und Störungen der sekretorischen und motorischen Funktionen des Magens. Meist erkranken Reit- und Sportpferde vom asthenschen Typ.

Chronische Magenausdehnung (dilatatio ventriculi chronica) – 319891498 – die Krankheit ist gekennzeichnet von einer anhaltenden Vergrößerung des Magenvolumens durch Hypertrophie oder Atrophie der Magenwände, Störungen der Sekretion und Motorik. Meist erkranken Pferde.

Blähsucht der Därme (meteorismus intestinorum) – 589741217
– eine übermäßige Ansammlung von Gasen im Dünn- und Dickdarm als Folge einer starken Fermentation der Futtermasse und krampfartigen Kontraktionen der Wände des Mast- und Grimmdarms. Meist erkranken Pferde, selten Fleischfresser, sehr selten andere Tierarten.

Katarrhalischer Krampf der Därme (Enteralgie) (enteralgia) – 898317918 – Enteralgie des Darms ist eine besondere Form der Kolik und verläuft mit periodisch auftretenden Symptomen der Unruhe, hervorgerufen durch spastische Kontraktionen der Darmwände. Enteralgie kommt oft bei Pferden vor, seltener bei Wiederkäuern und Schweinen.

Chymostase, Koprostase (chymostasis, corpostasis) – 894219641
– Chymostase – eine Ansammlung und anschließende Verdichtung der Chymosmasse im Dünndarm, Koprostase – eine Ansammlung und Verdichtung der Inhalte des Dickdarms.

Erkrankungen der Leber und der Gallenwege – 318649741

Portale Hypertension – 585641219 – Erhöhung des Drucks in der Pfortader, verursacht durch erschwerten Blutfluss darin. Als Folge der Blockade des Blutflusses erfolgt eine Erweiterung der Venen unterhalb der Blockstelle. Der passive Blutstau in Milz und Leber führt zu Spleno- und Hepatomegalie. Bei akut aufgetretener portaler Hypertension entsteht ein Stau in den Organen der Bauchhöhle, die Durchlässigkeit der Darmwand erhöht sich, was zur Entwicklung von Endotoxämie beiträgt.

Cholestase – 589741218 – ein Syndrom, verursacht durch Störung der Bildung und Abfluss der Gallenflüssigkeit, als Folge dessen erfolgt eine Vergiftung des Organismus mit Gallensäure und Bilirubin.

Hepatitis (hepatitis) – 894594641 – eine Entzündung der Bindegewebsstroma der Leber, begleitet von dystrophischen, nekrobiotischen Veränderungen der Leberzellen. Der Stoffwechsel und die Schutzbarrierenfunktion der Leber werden extrem gestört. Alle landwirtschaftlichen Tierarten können erkranken.

Hepatisdystrophie (dystrophia hepatis) oder Hepatose (hepatosis) – 589681497 – eine Lebererkrankung, gekennzeichnet durch akute dystrophische Prozesse in den Hepatozyten, klinischen Stoffwechselstörungen, Verdauungsstörungen und Abnahme der Produktivität. Eine größere Gefahr sind Fettleber und Leberamyloidose. Alle Tierarten können erkranken, aber am empfindlichsten sind Allesfresser und Fleischfresser.

Zirrhose (cirrhosis hepatic) – 894591648 – eine chronische Erkrankung, begleitet von einem Wachstum des fibrösen Bindegewebes, Atrophie und einer Deformation des Organs inklusive Funktionsstörungen.

Cholezystitis und Cholangitis (cholecystitis et cholangitis) – 389781298 – die Krankheit ist gekennzeichnet durch eine Entzündung der Gallenblase und Gallenwege, zeigt sich klinisch als Verdauungsstörungen und Gelbsucht.

Gallensteinkrankheit (cholelithiasis) – 368541291 – die Krankheit ist gekennzeichnet durch Bildung von Steinen in der Gallenblase und den Gallenwegen, zeigt sich klinisch durch scharfen Schmerz, besonders bei Bewegung der Steine, mechanische Gelbsucht und Verdauungsstörungen.

Krankheiten des Pankreas – 319891648

Pankreatitis (pancreatitis) – 718317219 – eine Entzündung der Bauchspeicheldrüse, begleitet von Störungen sekretorischen Aktivität, Verdauungsstörungen und plötzlich auftretenden Schmerzen im Bereich des Zwölffingerdarms. Alle Haustierarten können erkranken, Jungtiere eingeschlossen.

Diabetes mellitus (diabetes mellitus) – 316581214 – eine chronische, schwer verlaufende Krankheit mit einem absoluten oder relativen Insulinmangel, zeigt sich klinisch durch Stoffwechselstörungen, Hyperglykämie, Glukosurie.

Krankheiten der Harnwege

Nephritis (nephritis) – 589319641 – die Krankheit ist gekennzeichnet durch eine Entzündung der Nieren (oft auf Immungrundlage) inklusive deren Funktionsstörung. In den Entzündungsprozess können alle Bereiche des Nephrons involviert sein, das interstitielle Nierengewebe, Gefäße und Nervenenden.

Nephrose (nephrosis) – 589741218 – eine Erkrankung der Nieren, gekennzeichnet durch dystrophische Veränderungen im Parenchym mit Läsionen der Kanälchen. Es können alle Tierarten erkranken, sehr oft Jungtiere, vor allem Ferkel und Kälber.

Nephrosklerose (nephrosclerosis) – 598641217 – eine Erkrankung der Nieren, gekennzeichnet durch Wachstum des fibrösen Bindegewebes. Atrophie des Parenchyms, mit deren Funktionsstörung. Nephrosklerose kommt bei allen Tierarten aller Altersklassen vor. Ist meist das Ergebnis einer chronischen interstitiellen Nephrose und Nephritis.

Pyelitis (pyelitis) – 317549641 – eine Entzündung des Nierenbeckens mit anschließender Nierenentzündung und der darunter liegenden Harnwege. Alle Tierarten können erkranken, am häufigsten großes Hornvieh, vor allem Weibchen.

Urozystitis (urocystitis) – 539741218 – eine Entzündung der Harnblase. Die Krankheit tritt bei allen Tierarten auf.

Harnsteinleiden (urolithiasis) – 316894519 – die Krankheit ist gekennzeichnet durch Bildung von Harnsteinen und Sand in den Nieren und Harnwegen. Es erkranken alle Tierarten, am häufigsten Jungtiere der Schafe, des großen Hornviehs und der Nerze.

Krankheiten des Bauchfells – 318741291

Peritonitis (peritonitis) – 218749641 – eine Entzündung des Bauchfells. Kommt bei allen Tierarten vor, am häufigsten bei Pferden und beim großen Hornvieh.

Aszites oder Bauchwassersucht (ascites) – 389748591– eine chronische sekundäre Krankheit, begleitet von einer Ansammlung von Transsudaten in der Bauchhöhle. Alle Tier- und Vogelarten können erkranken, aber am häufigsten sind es die Schafe und Schweine.

Krankheiten des Blutsystems – 368549741

Posthämorrhagische Anämie – 368549781– die Krankheit ist gekennzeichnet durch Senkung des Hämoglobinspiegels im Blut und der Anzahl an roten Blutkörperchen aufgrund von Blutverlust. Kommt bei allen Tierarten vor, meist beim großen Hornvieh und Schweinen.

Hämolytische Anämie – 314019587 – die Krankheit ist gekennzeichnet durch Prozesse der Zerstörung der roten Blutkörperchen über ihrer Bildung und das Syndrom der Anämie, Gelbsucht, vergrößerte Leber und Milz. Es erkranken alle Tierarten, am meisten das große Hornvieh.

Hypo- und aplastische Anämie – 314891647 – der zugrunde liegende pathologische Prozess dieser Anämien wird verursacht durch einen funktionellen Mangel an Knochenmark, was durch eine Störung der Zellpoliferation und Differenzierung der Zellelemente verursacht wird. Hypoplastische Anämie ist gekennzeichnet durch verminderte Blutbildungsfunktion des Knochenmarks als Folge eines Mangels der dafür notwendigen Stoffe (Mangelanämie) oder Hemmung der Blutbildung als Folge einer Intoxikation (myelotoxische Anämie). Bei aplastischer Anämie kann man Abmagerung oder einen Mangel der blutbildenden Funktion beobachten. Deshalb entwickelt sich zusammen mit der Anämie Leukopenie und Thrombozytopenie.

Hämophilie – 894594106 – eine Erbkrankheit, gekennzeichnet durch eine ausgeprägte Neigung zu schweren Blutungen und Blutergüssen, die durch leichte Traumata oder spontan entstehen. Man unterscheidet A und B Hämophilie bei Männchen und C und D Hämophilie bei beiden Geschlechtern. Tritt meist bei Schweinen und Pferden auf.

Thrombozytopenie (thrombocytopenia) – 068409048 — die Krankheit ist gekennzeichnet durch kleine Blutungen bei gleichzeitiger Verringerung der Thrombozytenzahl, verlängerter Blutungszeit, Senkung der Blutgerinnungsretraktion. Es erkranken Pferde, Ferkel, großes Hornvieh.

Blutfleckenkrankheit – 881498714 – eine Krankheit von infektiös-allergischer Natur, zeigt sich durch ausgedehnte symmetrische Ödeme und Blutungen in den Schleimhäuten, Haut, Unterhaut, Muskeln und inneren Organen. Es erkranken erwachsene Pferde, meist im Frühling und Sommer, seltener andere Tiere.

Krankheiten des Immunsystems – 689749781

Immunmängel (immunodeficentia) – 319549781 ist dadurch gekennzeichnet, dass der Körper nicht in der Lage ist mit einer vollständigen Immunantwort auf fremdartige Antigen zu reagieren.

Autoimmunkrankheiten – 589739164 – dies ist ein Angriff des Immunsystems gegen die eigenen Organe und Gewebe, als Folge welcher deren strukturell-funktionelle Schädigung stattfindet.

Allergische Krankheiten – 819519641

Futterallergie – 019428168 – eine weit verbreitete Krankheit, vor allem von Jungtieren der landwirtschaftlichen Tiere. Sie ist gekennzeichnet durch die Entwicklung von Überempfindlichkeit eines nicht-langsamen und seltener eines langsamen Typs, begleitet von Läsionen des Verdauungssystems, der Gefäße, Haut und anderen Organe. Die Krankheit tritt bei allen Jungtieren auf.

Arzneimittelallergie – 316897517 eine ziemlich häufige, aber wenig studierte Erscheinung bei Tieren im Bezug auf Arzneimittel. Sie treten auf als Folge von Wechselwirkungen des Arzneimittels mit den Antikörpern oder sensibilisierten Lymphozyten nach der vorangegangenen Sensibilisierung. Bei den landwirtschaftlichen Jungtieren tritt die Allergie oft auf nach wiederholten Behandlungszyklen mit denselben Arzneimitteln.

Krankheiten des Nervensystems – 318589671
Organische Krankheiten des Gehirns und seiner Häute

Wärmeüberhitzung, Hyperthermie (hyperthermia) – 536498741 – die Krankheit ist gekennzeichnet durch eine Funktionsstörung des zentralen Nervensystems und anderer Organe als Folge einer allgemeinen Überhitzung des Organismus. Die Krankheit gehört zur Gruppe der Krankheiten des Nervensystems nach dem pathogenen Hauptanzeichen – Läsion des Gehirns, obwohl bei der Hyperthermie eine Funktionsstörung aller Organe und Systeme vorliegt. Überhitzung kommt bei allen Tierarten vor, aber Schweine, Pferde, Pelztiere (bei Käfighaltung) sind am anfälligsten, besonders in den heißen Sommermonaten.

Sonnenstich, Hyperinsolation, Heliose (helioplegia) – 489741218 – eine Erkrankung, gekennzeichnet durch Überhitzung der Hirnrinde als Folge von Einwirkung von direkten Sonnenstrahlen auf den Schädel. Ein Sonnenstich ist eine starke Schädigung der Gehirnhälften und der wichtigsten Nervenzentren des Nachhirns, begleitet von Hyperämie des Gehirns und seiner Häute und starken Nervenstörungen. Die Krankheit kommt bei allen Tierarten vor, besonders oft in Steppengebieten mit heißem Klima.

Hyperämie des Gehirns und dessen Häute (hyperemia cerebri et meningum) – 531648718819 – man unterscheidet aktive (arterielle) Hyperämie als Folge eines erhöhten Blutflusses zum Gehirn, und passive (venöse) Hyperämie als Folge der Störung des Blutabflusses aus den Gehirngefäßen. Die Krankheit kann akut oder chronisch verlaufen.

Anämie des Gehirns (anemia cerebri) – 689741218 – ungenügende Blutversorgung des Gehirns, begleitet von einer Funktionsstörung des zentralen Nervensystems.

Wassersucht der Hirnkammern (hydrocephalus chronicus) – 689713104 – eine chronische Krankheit (Dummkoller), gekennzeichnet durch eine Ansammlung großer Mengen von Zerebralflüssigkeit in den Hirnkammern. Meist erkranken Pferde, seltener andere Tiere.

Entzündliche Krankheiten des Gehirns und Rückenmarks – 316498741

Meningoenzephalitis (meningoencephalitis) – 318549581 – eine Entzündung der Membranen und des Gehirnmarks, gekennzeichnet durch eine Funktionsstörung der Rinde, der subkortikalen und vegetativen Zentren. Der entzündliche Prozess beginnt in den Hirnhäuten und geht zum Hirnmark über oder er beginnt direkt im Hirnmark mit darauffolgender Entzündung der Häute. Eine gleichzeitige Schädigung der Häute und des Hirnmarks ist auch möglich.

Meningomyelitis (meningomyelitis) – 589749641 – Entzündung der Membranen des Rückenmarks und seiner Substanz. Kommt bei Pferden vor und anderen Tierarten.

Funktionale Nervenkrankheiten – 518531641

Neurosen (neuroses) – 514564741 – eine reversible Störung der Nervenaktivität, hervorgerufen durch psychische Traumata, d.h. starke Reizung. Kommen meist bei Sportpferden vor, Zirkustieren, Produzenten von Immunserum und Magensaft in Biofabriken.

Eklampsie (eclampsia) – 378549648 – eine Krankheit, gekennzeichnet durch tonischklonische Krämpfe. Der Name der Krankheit ist nicht unanfechtbar. Kommt vor bei Pelztieren, Schweinen, seltener bei anderen Tierarten. Bei schwangeren Tieren kommen die tonisch-klonischen Krämpfe in der Prä- und Postnatalphase vor, bei Ferkeln im frühen Milchalter.

Stresssyndrom – 514018481 – ein Zustand, der auftritt bei Einwirkung von außerordentlichen oder pathologischen Reizerregern und sich zeigt durch eine adaptive Antwort seitens des Organismus. Das Stresssyndrom wird bei allen Tierarten beobachtet – Pferden, großem Hornvieh, Pelztieren, Schafen, Ziegen u.a. Oft auch zu sehen bei Vögeln in Vogelfabriken, bei Zirkustieren. Am anfälligsten für Stress sind junge Zuchttiere mit einem schwachen Typ der Nerventätigkeit.

Stresssyndrom bei Schweinen – 589649781 – Herzlähmung, Myopathie, Nekrose des längsten Rückenmuskels – ein pathologischer Zustand, gekennzeichnet durch Myopathie, Nekrose der Rückenmuskeln oder Herzlähmung. Fleisch-Schweine und Fleisch-Speck-Schweine sind für das Stresssyndrom gefährdet.

Krankheiten des Stoffwechsels – 539681498

Krankheiten, die verlaufen mit einer Störung des Eiweiß-, Fett- und Kohlenhydratstoffwechsels

Hungerkachexie – 539781498 – entsteht als Folge einer Mangelernährung des Tierkörpers bei einem Mangel an Nährstoffen und ist gekennzeichnet durch eine Stoffwechselstörung, dystrophische und atrophische Veränderungen in den Organen und Systemen. Die Krankheit kommt bei allen Tierarten vor, am häufigsten beim großen Hornvieh, Schafen und Pferden.

Fettsucht (adipositas) – 689498781 – bei dieser Krankheit sammelt sich überschüssiges Fett im Körper an, das im Unterhaut- und anderen Geweben angelagert wird und es findet eine deutliche Erhöhung der Fettmasse statt.

Ketose der landwirtschaftlichen Tiere (ketosis) – 587489781 – die Krankheit ist gekennzeichnet durch Verdauungsstörungen und Stoffwechselstörungen und zeigt sich durch Hypoglykämie, Hyperketonämie, Ketonurie, dystrophische Veränderungen der Leber und Dysfunktion des hypophysären Nebennieren-Systems.

Myoglobinurie der Pferde (myoglobinuria equorum) – 589781489 – die Krankheit ist gekennzeichnet durch Störung des Eiweiß- und Kohlenhydratstoffwechsels, dystrophische Veränderungen der quergestreiften Muskulatur und Ausscheidung von Myoglobin durch Urin. Man unterscheidet paralytische und enzootische Myoglobinurie. Die Krankheit tritt vor allem bei Pferden zwischen 3 und 12 Jahren auf und bei Fohlen zwischen 6 Monaten und 1 Jahr.

Krankheiten, die mit einer Störung des Mineralstoffwechsels verlaufen

Knochendystrophie (osteodystrophia) – 539681498 – eine chronische Krankheit ausgewachsener Tiere, gekennzeichnet durch Erweichung, Deformation und spröde Knochen, die als Folge von Störungen des Phosphor-und Kalzium- und des Vitamin DStoffwechsels auftreten. Am häufigsten tritt die Krankheit bei Kühen auf während der Schwangerschaft oder ca. 1 Monat nach der Geburt, seltener bei sehr fruchtbaren Muttersäuen, Mutterschafen und Ziegen.

Hypomagnemische Tetanie – 168391497– die Krankheit ist gekennzeichnet durch erhöhte Erregbarkeit, klonische und tetanische Krämpfe, als Folge einer Reduktion des Magnesiumgehalts im Körper. Die Krankheit tritt bei allen Tierarten auf, vor allem beim großen Hornvieh.

Hypocobaltose (hypocobaltosis) – 689581498– eine Tierkrankheit, hervorgerufen durch Kobaltmangel im Boden und bei den Pflanzen, die auf diesem Boden wachsen. An Akobaltose erkranken hauptsächlich Wiederkäuer, seltener Schweine, Pferde und Vögel.

Hypocuprose (hypocuprosis) – 194891748 – eine schwer verlaufende chronische Krankheit aufgrund eines Kupfermangels im Körper, begleitet von einer Störung der Blutbildung, Abnahme der Gewebeatmung, funktionelle und morphologische Abnormitäten seitens des zentralen Nervensystems, der Verdauungsorgane, der Nieren, Leber, Veränderungen der Aktivität einiger Enzyme. Die Krankheit tritt bei allen landwirtschaftlichen Tierarten auf, am häufigsten bei Schafen, vor allem bei Lämmern. Bei Kälbern ist die Krankheit bekannt unter dem Namen enzootische Ataxie.

Manganmangel – 589741291– die Krankheit wird begleitet von einer Störung der Fortpflanzungsfähigkeit, Deformation der Knochen und Gefäße. Sie verläuft chronisch.

Selenüberschuss – 368498781– die Krankheit entwickelt sich bei Verwendung von Futter, das zu viel von diesem Spurenelement enthält. Selenüberschuss verursacht dystrophische Veränderungen der Leber, Nieren, des Herzens, Milz und anderen Organen im Organismus. Bei einem akuten Verlauf entwickeln sich bei den Tieren schnell eine Herz-Gefäßinsuffizienz und Lungenödeme. Eine chronische Vergiftung durch Selen führt zu Abmagerung, Schwäche, blassen Schleimhäuten, Haarausfall, Erweichung der Hufe und Hörner, Störung der Herzfunktion.

Fluormangel – 549489791 – bei den Tieren tritt eine Läsion der Zähne ein als Folge deren Entkalkung.

Fluormangel (fluorosis) – 389648741 – die Krankheit ist gekennzeichnet durch eine Störung der Ossifikation, der Verdauung, Zerstörung des Zahnschmelzes als Folge einer übermäßigen Aufnahme von Fluorid in den Organismus.

Krankheiten, die mit einer Störung des Vitaminstoffwechsels verlaufen

Hypovitaminose A (hypovitaminosis A) – 389749647 – eine schwere chronische Krankheit, die sich zeigt durch starken Rückgang der Resistenz des Körpers, dystrophischen Veränderungen des Epithelgewebes, Sehstörungen, Wachstumsstörungen, hervorgerufen durch einen Mangel an Retinol (Vitamin A) im Organismus oder seines Provitamins – Carotin. Tritt bei allen Tierarten auf, vor allem bei Jungtieren.

Tocopherolmangel (Hypovitaminose E) (hypovitaminosis E) – 539064291 – eine chronische Krankheit, gekennzeichnet durch Störung der Fortpflanzungsfunktion, Dystrophie und Nekrose der Leberzellen, Muskeldystrophie. Die Krankheit tritt bei allen landwirtschaftlichen Tierarten auf, aber am häufigsten erkranken Schweine. Hypovitaminose E kann asymptomatisch verlaufen und kann deshalb oft nicht diagnostiziert werden.

Phyllochinonmangel (Hypovitaminose K) (hypovitaminosis K) – 361094548 – die Krankheit ist gekennzeichnet durch Störung der Blutgerinnungsfähigkeit als Folge eines Prothrombinmangels, Störungen der Redoxprozesse und hämorrhagische Diathese, Blutungsneigung und Anämie. Sie tritt bei Ferkeln auf, bei großem Hornvieh, Pelztieren und Vögeln.

Hypovitaminose C (Ascorbinsäuremangel, Scharbock, Skorbut) (hypovitaminosis C) – 368489741 – diese Krankheit tritt auf als Folge von Ascorbinsäuremangel im Körper und wird begleitet von Störungen der Blutbildung, hämorrhagischer Diathese, Anämie, Geschwürbildung auf dem Zahnfleisch, Schwellung der Gelenke, Stoffwechselstörungen, Verringerung der natürlichen Immunresistenz- und aktivität. Am häufigsten erkranken Jungtiere, vor allem Schweine und Pelztiere.

Mangel an Vitamin B1 (Thiamin) (hypovitaminosisB1) – 589781296 – die Krankheit verläuft mit einer Ansammlung von Brenztraubensäure im Blut und Gewebe, Störung des Wasser-, Eiweiß, Fett-, und Kohlenhydratstoffwechsels, begleitet von einer Funktionsstörung des Nervensystems, Schwächung der Herzaktivität, Muskelschwäche, Dyspepsie. Die Krankheit tritt auf bei Jungtieren des großen und kleinen Hornviehs, Kaninchen, Vögel, Schweine und Pelztiere, seltener bei ausgewachsenen Tieren.

Riboflavinmangel (B2-Hypovitaminose) (hypovitaminosis B2) – 369541217 – die Krankheit zeigt sich durch eine Störung der Redoxprozesse, Läsionen der Leber und der Ernährungsnerven. Meist erkranken Schweine, Kälber mit früher Entwöhnung.

Nicotinsäuremangel (Hypovitaminose PP, Hypovitaminose B5) (hypovitaminosisB5) – 398791649 – die Krankheit wird begleitet von schweren Läsionen der Haut, des Nervensystems, Verdauungsstörungen, die sich entwickeln bei einem Mangel an Nicotinsäure. Am häufigsten erkranken Schweine, seltener andere Tierarten.

Pyridoxinmangel (B6-Hypovitaminose) (hypovitaminosisB6) – 561318741 – die Krankheit wird begleitet von einer Störung des Aminosäurestoffwechsels, mikrozytärer Anämie, Hautläsionen und nervösen Erscheinungen, die sich entwickeln bei einem Mangel an Pyridoxin.

Mangel an Cyanocobalamin (B12-Hypovitaminose) (hypovitaminosisB12) – 689741297 – diese Krankheit ist gekennzeichnet durch eine Störung des Eiweiß-, Fett- und Kohlenhydratstoffwechsels, Schwächung der Funktion der endokrinen und blutbildenden Organe. Sie kommt meist bei Schweinen und Vögeln vor, bei Tieren mit einem Mehrkammermagen zeigt sich der Mangel an Cyanocobalamin durch Mangel an Kobalt im Futter oder bei einer Pathologie der Vormägen. Meist erkranken Jungtiere.

Krankheiten der Jungtiere
Krankheiten der Verdauungsorgane – 917514218

Dyspepsie (dyspepsia, diarrhorea) – 319648741 – eine akute Erkrankung der neugeborenen Kälber die sich zeigt durch eine Störung der Verdauung, Entwicklung von Dysbakteriose, eine erworbene Immunschwäche, Stoffwechselstörungen, Austrocknung und Intoxikation. Es erkranken neugeborene Jungtiere, vor allem Kälber und Ferkel. In ihrem Ursprung kann die Krankheit fermentodefizit, autoimmun, immunodefizit und alimentär – in ihrem Verlauf – einfach und toxisch sein.

Gastroenteritis (gastroenteritis) – 894591781 – eine der am häufigsten vorkommenden Krankheiten der Verdauungsorgane bei Jungtieren, gekennzeichnet durch eine Entzündung des Magens und Darms, begleitet von Störungen der Verdauung, Intoxikationen und Austrocknung.

Periodische Tympanie (periodica tympania ruminis) – 894897581 – ist gekennzeichnet durch ein Aufblähen der Vormägen bei Kälbern im Alter von 1-4 Monaten, meist nach der Fütterung. Im Weiteren verkompliziert es sich mit Gastroenteritis.

Morbus Bezoaris (morbus bezoaris) – 589641298 – eine eigenartige Erkrankung der Milchlämmer, seltener der Kälber, gekennzeichnet durch eine Verdrehung des Appetits und Bildung von Fellkugeln in den Labmägen – Pylobezoare, Pflanzenfasern – Phytobezoare und aus Milchkasein – Kaseinbezoare, die oft eine Verstopfung der Pylorusöffnung hervorrufen und Lumen des Zwölffingerdarms.

Toxische Leberdystrophie (dystrophia hepatis toxica) – 698741291 – die Krankheit wird begleitet von akuten dystrophischen und nekrotischen Prozessen in der Leber. Kommt bei allen Tieren vor, vor allem bei Allesfressern und Fleischfressern. Bei den landwirtschaftlichen Tieren erkranken am häufigsten Ferkel.

Hypoglykämie (hypoglycemia) – 894599781 – ist gekennzeichnet durch ein niedriges Level an Glukose im Blut, Ansammlung von Produkten des Stickstoffstoffwechsels und Azidose. Die Krankheit tritt bei allen Neugeborenen auf, am häufigsten bei Ferkeln in den ersten Lebenstagen.

Krankheiten durch Mangel an Vitaminen und Mineralstoffen

Hypovitaminose A (A hypovitaminosis) – 516498791 – tritt auf bei einem Mangel an Vitamin A (Retinol, Retinal, Retinsäure) im Körper, zeigt sich klinisch in Wachstumsverzögerungen, Verringerung der natürlichen Resistenz und lokalen Immunabwehr, einer erhöhten Abschuppung der Epidermis und Dermatitis, Metaplasie und Verhornung des Epithels der Schleimhäute und Drüsen. Meist kommt die Krankheit im Frühling und Sommer vor. Die Krankheit hat Massencharakter und befällt sowohl Neugeborene als auch etwas ältere Jungtiere.

Hypovitaminose D (D hypovitaminosis) (Kalziferolmangel) – 589691781 – eine chronische Krankheit, gekennzeichnet durch eine Störung des Stoffwechsels von Vitamin D, Kalzium, Phosphor,

Störung der Prozesse der Ossifikation des Körpers, zeigt sich bei Jungtieren durch Rachitis, bei älteren Jungtieren durch Osteodystrophie. Es können Jungtiere aller Tierarten erkranken, vor allem Ferkel und Kälber, meist in der Winter-Frühling-Periode.

Alimentäre Anämie (anemia alimenta) – 497598671 – Anämie und Blutarmut – ein Zustand, der gekennzeichnet ist durch Verringerung (im Vergleich zur Norm) von Hämoglobin und der roten Blutkörperchen pro Volumeneinheit. Ist weit verbreitet in allen Klimazonen, oft unter industriellen Bedingungen. Meist erkranken Ferkel. Die Krankheit entwickelt sich schnell, ohne Behandlung sterben die Ferkel nach 10-14 Tagen, meist plötzlich, die besten Würfe, oft ohne sichtbare Anzeichen und wahrscheinlich als Folge akuter Hypoxie.

Endemischer Kropf – 614218781 – die Krankheit ist gekennzeichnet durch eine Störung des Jodstoffwechsels bei Tieren, einer Vergrößerung und Störung der Funktion der Schilddrüse, begleitet von Stoffwechselstörungen im Körper. Hat eine regionale Ausbreitung. Es erkranken Tiere aller Arten und Altersklassen.

Weißmuskelkrankheit (myopathia) – 589789491 – eine Erkrankung der Jungtiere und aller Tier- und Vogelarten im Alter von ein paar Tagen bis zu drei Monaten, gekennzeichnet durch Störung des Eiweiß-, Kohlenhydrat-, Fett- und Mineralstoffwechsels mit Entwicklung von dystrophischen Veränderungen der Skelettmuskulatur und der Herzmuskeln. Am schwersten verläuft die Krankheit im Winterende und im Frühling. Von den Erkrankten können 60 Prozent oder mehr sterben.

Parakeratose (parakeratosis) – 894597391 – die Krankheit tritt auf bei Jungtieren bei Mangel an Zink, Vitamin A und Calciumüberschuß. Wird begleitet von Stoffwechselstörungen, Dermatitis, Hypotrophie, nervösen Erscheinungen. Meist erkranken Ferkel, meist Jungsäue. Sie zählt zu Krankheiten von endemischem (zonalem) Charakter.

Enzootische Ataxie der Lämmer (Paraplegie) (ataxia ensootica, Paraplegia) – 894589641 – eine nicht-ansteckende Massenkrankheit der Lämmer im Alter von 10-15 Tagen, seltener im Alter von 2-4 Monaten. Wird begleitet von einer Störung der Koordination der Bewegung und von Paresen und Lähmungen und ist endemisch.

Chirurgische Krankheiten der landwirtschaftlichen Tiere - 498591641

Abszess (abscessus) – 893691781 – Eiterbeule, Furunkel – begrenzter Hohlraum gefüllt mit Eiter, entsteht als Folge einer herdeitrigen Anschmelzung der Gewebe.

Aseptische Entzündung der Gelenke (arthritis aseptica) –397598681 – das Exsudat kann serös sein, serös-fibrinös, fibrinös, nach klinischem Verlauf – akut oder chronisch.

Entzündung der Augenlider (blepharitis) – 369598491 – eine häufige Ursache ist eine Reizung der Augenlider als Folge von mechanischen, thermischen oder chemischen Einwirkungen.

Entzündliche Prozesse Präputia der Wiederkäuer.

Akropostitis (acropostitis) – 894549741 – eine Entzündung des Gewebes im Bereich der frei hängenden Präputia.

Postitis (postitis) – 398641981 – eine Entzündung der Schleimhaut der Längs-und Querfalten.

Balanoposthitis (balanopostitis) – 361498581 – gleichzeitige Entzündung der Schleimhaut des Präputiafundus und des Peniskopfes.

Diffuse Posthitis – 893549671 – Entzündung aller Präputiaschichten.

Auswärtswendung des Lidrandes (ectropium palpebrae) – 198398671– bei einer Ausdrehung eines Teils oder des gesamten Randes drehen sich die Lider nach Außen oder gehen ab von der Hornhaut.

Gangrän (gangraena) – 593891694 – den eitrigen Zerfall oder schrittweise Trocknung der Gewebe unter Einwirkung von Mikroben, Autolyse und Umweltfaktoren bezeichnet man als Gangrän. Bei Tieren gibt es ein Gangrän der Haut und der benachbarten Gewebe, der Ohrmuschel, Zunge, Euter, Penis, Lungen, Darm, Schwanz, des distalen Teils der Gliedmaßen, bei Vögeln – des Kamms, Zehen, Wamme.

Hämatom (haematoma) – 319894591– das ist eine Blutung im Gewebe mit Bildung eines Hohlraums darin, der mit Blut gefüllt ist.

Eitrige Gelenkentzündung (arthritis purulenta) – 561298549 – kommt meist im Huf-.Fessel-, Hinterfußwurzelgelenken vor, aber auch in anderen Gelenken möglich.

Eitrige Periostitis (periostitis) – 498691894 – eine traumatische Knochenhautentzündung als Folge von Verletzungen, Wunden, Sehnenrissen, Knochenbrüchen – entzündliche – toxische – bei manchen allgemeinen Erkrankungen des Körpers – rheumatische oder allergische – spezifische – treten auf bei Erkrankungen wie Aktinomykose, Tuberkulose.

Dermatitis (dermatitis) – 539649871 – eine Entzündung aller Hautschichten. Dermatitis kann akut verlaufen oder chronisch. Wird hervorgerufen durch Mirkoorganismen, die in die Haut eindringen während des Prozesses von mechanischen, chemischen oder thermischen Reizungen.

Einwärtsdrehung des Lides (entropium palpebrae) – 318498691 – kann bei allen Tieren vorkommen. Bei dieser Krankheit ist die Ebene der freien Kante des Augenlides, die normalerweise gleichmäßig am Augapfel anliegt, vollständig oder teilweise nach innen gedreht. Bei einem starken Maß an Verdrehung zum Auge hin kann nicht nur die freie Kante eingedreht sein, sondern auch die Hautoberfläche des Lides mit den Wimpern zusammen, was eine Hornhautreizung hervorruft. Als Folge entwickelt sich Keratitis, Geschwüre und schließlich Perforation und Präparation der vorderen Kammer. Es kann auf einem oder auf beiden Augen vorkommen.

Keratitis (keratitis) – 318549671 – eine Entzündung der Hornhaut. Bei dieser Krankheit tritt eine Trübung der Hornhaut auf, perikorneale Hyperämie der Gefäße, Störung des Glanzes und der Spiegelung, Lichtscheu, starker Anstieg der Empfindlichkeit, Krämpfe der Lider, Ausscheidung von Exsudaten.

Konjunktivitis (conjunctivitis) – 893591648 – eine Entzündung der Augenschleimhaut (Bindehaut). Krankheitsursache können verschiedene mechanische, physikalisch-chemische und infektiöse Einflüsse sein.

Klauenrehe (laminitis) – 319895641 – die diffuse aseptische Entzündung der Hautbasis der Hufe beginnt in dessen Wandteil, dargestellt durch Blättchen. Es können große Hornviecher, Schafe, Ziegen, Schweine erkranken.

Lymphoextravasat (lymphoextravasat) – 369549581 – eine geschlossene Verletzung des Gewebes, begleitet von einem Bruch der Lymphgefäße und Ansammlung von Lymphen im neu gebildeten Hohlraum.

Myositis (myositis) – 896319481 – kommt bei landwirtschaftlichen Tieren bei mechanischen, physischen und biologischen Traumata vor, ebenso bei allergischen und rheumatischen Einwirkungen.

Myopatose (myopatosis) – 859698781 – eine Störung der Koordination der Muskelfaserkontraktionen, der Muskeln und Muskelgruppen nicht-entzündlichen Ursprungs. Bei Tieren kommen drei Arten von Myopatose vor – einfache koordinatorische, faszikulärkoordinatorische und Myofaszikulitis. Kommt bei allen landwirtschaftlichen Tieren vor, aber häufiger bei Pferden, großem Hornvieh und Schweinen.

Osteomelitis (osteomielitis) – 895498748 – eine Knochenmarkentzündung. In den Entzündungsprozess sind fast immer auch die restlichen Knochenteile einbezogen, d.h. es entsteht Panostitis.

Knochenbruch (fracturae ossium) – 819064319 – teilweise oder vollständige Störung der anatomischen Integrität des Knochens, begleitet von einer Verletzung des weichen Gewebes.

Periostitis (periostitis) – 834589741 – die Entzündung der Knochenhaut entsteht durch Traumata, entzündliche Prozesse anderer Gewebe und hat eine toxische, rheumatische und allergische Natur – spezifische – entstehen bei Krankheiten wie Aktinomykose, Tuberkulose.

Pododermatitis (pododermatitis) – 589749841 – eine Entzündung der Hautbasis der Hufe.

Verletzungen der Gefäße (vulnus) – 587498641 – das ist eine offene mechanische Schädigung der Organe und Gewebe mit einer Verletzung der Hautintegrität oder der Schleimhaut.

Rheumatische Entzündung der Hufe (pododermatitis reumatica) – 518641219 – eine diffuse, größtenteils aseptische Entzündung der papillären - und Gefäßschichten der Hautbasis, das primär in der vorderen Hälfte des Hufes lokalisiert ist.

Fisteln (fistula) – 619784291 – das ist ein enger Kanal, der den Eiterherd in den Geweben verbindet oder den anatomischen Hohlraum mit der äußeren Umgebung.

Sepsis (sepsis) – 364298781 – ein allgemeiner pathologischer Zustand des Tieres, der entsteht, wenn aus dem primären Infektionsherd verschiedene Mikroorganismen oder deren Toxine ins Blut gelangen.

Tendinitis (tendinitis) – 319549891 – eine Entzündung der Flechsen. Diese Krankheit kommt bei allen Tieren vor, aber am häufigsten bei Zuchtbullen.

Tendovaginitis (tendovaginitis) – 695391894 – eine Entzündung der Flechse und der Sehnenscheide, die meist bei Pferden zu beobachten ist.

Prellung (contusio) – 316498581 – eine Schädigung der Organe des Gewebes ohne Verletzung der Hautintegrität oder der Schleimhaut als Folge von mechanischer Kraft. Abhängig von der Wirkkraft und der dabei entstandenen Verletzungen des Gewebes und Organe unterscheidet man vier Arten von Prellungen.

Phlegmone (phlegmone) – 319598489 – eine diffuse, stark eitrige, seltener faulige Entzündung des lockeren Bindegewebes (subkutan, muskulös, subfasziale u.a.), bei der die nekrotischen Prozesse den suppurativen Überwiegen.

Phlegmone der Krone (phlegmone coronae) – 194697584 – eine diffuse Entzündung des Unterhautgewebes im Bereich des Saums und der Krone der Hufe.

Funikulitis (funiculitis) – 316597298 – eine Entzündung des Stumpfes des Samenstrangs, die häufig in Verbindung mit anderen Komplikationen nach einer Kastration auftritt.

Chronische Podotrochleitis (podotrochleitis chronica) – 548549641 – eine aseptische Entzündung des Strahlbeins, des Strahlbeinschleimbeutels und des Endteils der Flechse des tiefen Zehenbeugers. Chronische Podotrochleitis entwickelt sich auf einem oder beiden Brustgliedmaßen. Anfällig sind Reitpferde und Pferde, die einen leichten Wagen schieben und Jungtiere im Alter von 4-7 Jahren.

Ekzem (ekzema) – 718598641 – eine Erkrankung der oberen Hautschichten, begleitet von polymorphem Ausschlag. Alle landwirtschaftlichen Tiere können erkranken.

Geschwür (ulcus) – 389789481 – ein Defekt der Haut, der Schleimhaut und der tiefer liegenden Gewebe, die keine Tendenz zur Heilung haben als Folge einer Nekrose der Zellelemente und Entwicklung pathologischer Granulation.

Geburtshilflich-gynäkologische Erkrankungen der landwirtschaftlichen Tiere

Schwangerschaftspathologie - 589361498

Abtreibungen – 139649781

Alimetäre Abtreibung (abortus alimentarius) – 689389796 – Schwangerschaftsunterbrechung, bedingt durch unzureichende, mangelhafte und minderwertige Nahrung. Solche Abtreibungen kommen meist bei Kühen, Schweinen und Schafen vor. In einigen Betrieben, unter bestimmten Fütterungsbedingungen kann es eine Massenkrankheit sein.

Infektiöse und invasive Abtreibungen – 683549891– der Grund solcher Abtreibungen können folgende Infektionskrankheiten sein – Brucellose, Leptospirose, Listeriose bei Schweinen, Mykoplasmose der Schweine, Chlamydiose, transmissive Gastroenteritis der Schweine, Enterovirusinfektion der Schweine, klassische Pest der Schweine, Aujeszkysche Krankheit, reproduktiv-respiratorisches Syndrom der Schweine, Parvovirusinfektion der Schweine, Paratyphus der Stuten und Schafe, Kampylobakteriose, Trichomoniasis.

Habitueller Abort (abortus habitualis) – 613548317 – eine Abtreibung, die sich bei jeder Schwangerschaft wiederholt in derselben Periode. Es wird bei allen Tierarten beobachtet und ist eine Abwandlung der symptomatischen und idiopathischen Abtreibung.

Versteckte Abtreibung (abortus latentus) – 638549871 – dies ist der Tod des Embryos im frühen Stadium der Entwicklung mit dessen anschließender Resorption inklusive der Embryonalhülle. Diese Pathologie wird bei verschiedenen Tierarten beobachtet, meist in der Periode bis zum 49. Tag der Schwangerschaft bei großen und bis zum 15-20. Tag bei kleinen.

Traumatische Abtreibung (abortus traumatikus) – 854369891 – eine Schwangerschaftsunterbrechung, die als Folge irgendeiner traumatischen Auswirkung auf den Mutterkörper und den Fötus auftritt.

Scheidenumstülpung (inversio vaginae) – 891498741 – Ausstülpung der Scheidenwand aus dem Genitalschlitz nach außen kann am Ende der Schwangerschaft bei Kühen, Ziegen, seltener bei anderen Tieren, auftreten.

Überlagerung schwangerer Tiere (paraplegia gravidarum) – 316498831 – tritt auf als Folge vieler Störungen im Körper, bei denen sie nicht in der Lage sind aufzustehen. Wird häufig bei Kühen beobachtet und selten bei anderen Tierarten. Die Krankheit tritt auf innerhalb einiger Tage und Wochen vor der Geburt. Wird begleitet von Läsionen des neuromuskulären- und Bänderapparates der Kruppe und Beckengliedmaßen bei schwangeren Tieren, vor allem in der Trockenperiode kurz vor der Geburt.

Osteodystrophie der Schwangeren (osteodystrophia gravidarum) – 685391891 – eine chronische Krankheit, gekennzeichnet durch dystrophische Veränderungen des Knochengewebes als Folge einer Störung des Phosphor-Kalzium- und Vitamin- Stoffwechsels. Kommt meistens bei Kühen und Ziegen in der Zeit der Aufstallung vor.

Ödeme der Schwangeren (hydrops gravidarum) – 368591871 – ist gekennzeichnet durch eine Ansammlung von Transsudaten im subkutanen Gewebe und der Haut der Gliedmaßen und der unteren Bauchwand. Kommt hauptsächlich bei Kühen und Stuten vor.

Verdrehung der Gebärmutter (torsio uteri) – 693549871 – das ist eine Drehung der schwangeren Gebärmutter und dessen Horns um die Längsachse um 180°, 360° und mehr. Diese Komplikation kommt meist bei Kühen, Schafen, Ziegen und Fleischfressern vor.

Pathologie der Geburt – 839316497

Turbulente Wehen und Presswehen (hyperdynamia uteri) – 894718647 – sind gekennzeichnet durch lang andauernde und sehr starke Kontraktionen der Gebärmuttermuskeln und der Bauchpresse mit kurzen Pausen. Kommen meist bei Stuten, seltener bei Kühen und anderen Tieren vor.

Nachgeburtsverhaltung (retentio placentae, s. retentio secundinarum) – 835867498 – eine Pathologie des dritten Stadiums des Geburtsvorgangs, gekennzeichnet durch eine Störung der Trennung oder Entfernung der Plazenta aus dem Geburtskanal. Kann bei allen Tierarten vorkommen, am häufigsten bei Kühen.

Schwache Wehen und Presswehen (hypodynamia uteri) – 318549861 – diese Pathologie ist gekennzeichnet durch zu kurze und zu wenig intensive Muskelkontraktionen der Gebärmutter und der Bauchpresse.

Pathologie in der postpartalen Phase – 368498741

Gebärmutterverdrehung- und vorfall (inversio et prolapsus uteri) – 319839671– kommt direkt nach der Geburt vor oder in den ersten Stunden nach der Geburt bei Kühen, Schweinen und Ziegen, seltener bei anderen Tieren.

Postpartale Eklampsie (eclampsia puerperalis) – 834516219 – eine akute neurologische Erkrankung, gekennzeichnet durch plötzlich auftretende Anfälle von tonisch-klonischen Krämpfen.

Wochenbettfieber (Kindbettfieber) (sepsis puerperalis) – 218498671– eine schwere allgemeine Erkrankung der Tiere, die auftritt als Folge von pathogenen Mikroorganismen und Toxinen, die in Lymphe und Blut gelangen.

Puerperalendomeritis (endometritis puerperalis) – 397589648 – eine akute Entzündung der Gebärmutterschleimhaut, meist von eitrig-katarrhalischem Charakter, tritt meist auf am 8-10en Tag (manchmal 3-6er) nach der Geburt. Diese Krankheit ist bedeutend bei der geburtshilfe-gynäkologischer Pathologie der Kühe und führt zu vorübergehender oder dauerhafter Unfruchtbarkeit.

Milchfieber (coma puerperalis) – 396598491 – eine akute, plötzlich auftretende schwere neurologische Erkrankung, die sich zeigt durch einen paralischen Zustand des Rachens, Zunge, des Darms und Gliedmaßen. Tritt meist auf bei Kühen, seltener bei Schafen und Ziegen und sehr selten bei Schweinen.

Subinvolution der Gebärmutter (subinvolutio uteri) – 369591897 – eine Verlangsamung der Rückbildung der Gebärmutter, kommt meist vor bei Kühen, seltener bei anderen Tieren.

Gynäkologische Krankheiten der Tierweibchen – 389539671

Chronische katarrhalische Endomeritis (endometritis catarrhalis chronica) – 893596578 – eine chronische Entzündung der Gebärmutterschleimhaut, gekennzeichnet durch eine ständige Ausscheidung von Exsudaten aus der Gebärmutter.

Chronische katarrhalisch-eitrige Endomeritis (endometritis catarrhalis et purulenta chronica) – 893596671 – dies ist eine langzeitig verlaufende Entzündung der Gebärmutterschleimhaut, begleitet von Ausscheidung eines schleimig-eitrigen Exsudates.

Chronische versteckte Endomeritis (endometritis latens chronica) – 893597498 – ein Entzündungsprozess der Gebärmutterschleimhaut, verläuft ohne deutlich sichtbare klinische Anzeichen und meist mit Fernbleiben von pathologischen Ausscheidungen aus der Gebärmutter in den Perioden zwischen der Läufigkeit.

Funktionsstörungen der Eierstöcke der Kühe und Kälber

Hypofunktion der Eierstöcke – 938498791– ist gekennzeichnet durch eine Störung der Entwicklung und Reifung der Follikel der Ovulation und Bildung des Gelbkörpers. Kann auftreten in Form von einer Follikelpersistenz und verzögerter Ovulation, ungenügender Funktion des Gelbkörpers oder einer vollständigen Depression der Funktion der Geschlechtsdrüsen und anhaltender Anöstrie.

Eierstockzysten – 539749891– wie die Funktionsbildung sich formiert aus Neovulirofollikeln und trennen sich nach dem funktionellen Zustand in follikuläre und lutenisierende.

Persistenter Gelbkörper des Eierstocks – 219519871– dies ist ein Gelbkörper im Eierstock einer nicht schwangeren Kuh, der um mehr als 25-30 Tage verspätet ist und funktioniert.

Eutererkrankungen – 693893491

Euterabszess (Abscessus uberis) – 596398491 – tritt meist auf als Komplikation einer eitrig-katarrhalischen Mastitis als Folge einer Verstopfung durch Exsudate der einzelnen Milchgänge, manchmal bei Vorhandensein eitriger Entzündungen in den Geschlechts- und anderen Organen. Ein Grund für Abszesse können Prellungen sein, Stiche, Wunden der Euter, die durch Eiterung verkompliziert werden zu sich zu Abszessen entwickeln.

Mastitis – 196397548 – eine Entzündung des Parenchyms und der Stroma der Milchdrüsen, die sich entwickelt als Folge von mechanischen, thermischen, chemischen und biologischen Einwirkungen. Sie kommt bei allen landwirtschaftlichen Tieren zu jeder Jahreszeit vor.

Phlegmone der Euter (phlegmona uberis) – 536498581– ist gekennzeichnet durch diffuse, akute eitrige und eitrig-nekrotische Entzündungen des Unterhautgewebes und Zwischengewebes der Euter. Die Phlegmone entwickelt sich als Folge mechanischer Schädigungen der Haut, eines Parechyms mit Eindringen von Eitererregern ins Eutergewebe, fauligen oder anaeroben Infektionen.

Sexuelle Funktionsstörungen und Krankheiten der Geschlechtsorgane der Männchen

Impotenz bei Zuchtbullen bei mechanischen Schädigungen, entzündlichen Prozessen und Tumoren in den Genitalorganen – 396597298

Prellungen der Vorhaut und des Penis – 397895164
Wunden der Vorhaut und des Penis – 361389491
Abszesse und Phlegmone der Vorhaut – 391519841
Ruptur des Penis – 317549061
Auswärtskehrung und Vorfall des Parietalblattes des Nabelbeutels – 198719549
Neubildungen des Penis und des Nabelbeutels – 314389741

Periorchitis – 316318471 – eine seröse, hämorrhagische, fibrinöse und eitrige Entzündung des Bauchblattes, des umgebenden Samenbeets und der allgemeinen Vaginalhülle (Vaginolitis).

Orchitis und Epididymitis – 316498748 – eine Entzündung des Samenbeets und dessen Anhängsel.

Atrophie und Fibrose des Samenbeets – 849539748

Störung der Geschlechtsfunktion, verbunden mit Stoffwechselstörungen (alimentäre Impotenz) – 316838497 – tritt auf bei Zuchtbullen bei Proteinüberfütterung, Mangel an Kohlenhydraten, Vitaminen, Mineralstoffen in der Nahrung, ebenso bei Mangel an

Mikroelementen, Futter schlechter Qualität und Futter, das Fluor, Arsen, Salze von Schwermetallen enthält, Haltung der Tiere in schlecht beleuchteten und schlecht belüfteten Räumen, bei Abwesenheit täglicher Aktivspaziergänge.

Störung der neuroendokrinen Regulation der Geschlechtsfunktion bei Zuchtbullen – 318549671